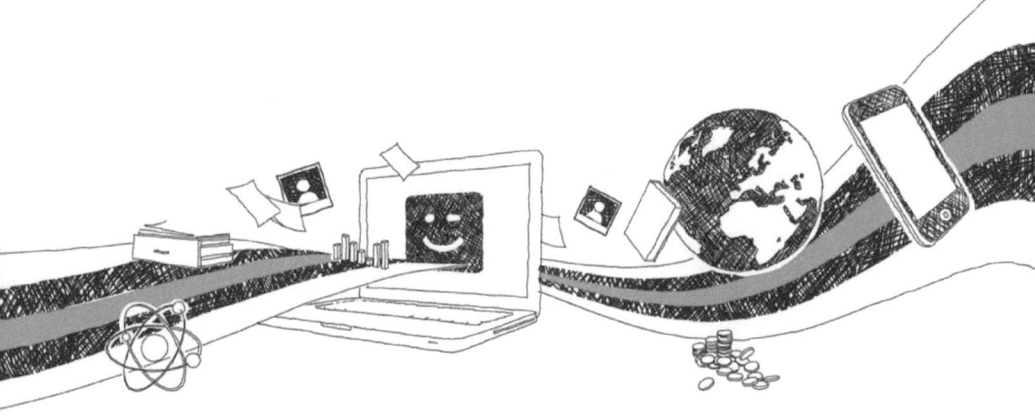
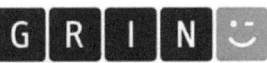

Bibliografische Information der Deutschen Nationalbibliothek:

Die Deutsche Bibliothek verzeichnet diese Publikation in der Deutschen National-
bibliografie; detaillierte bibliografische Daten sind im Internet über http://dnb.d-
nb.de/ abrufbar.

Impressum:

Copyright © 2017 GRIN Verlag
Druck und Bindung: Books on Demand GmbH, Norderstedt Germany
ISBN: 9783668822917

Dieses Buch bei GRIN:

https://www.grin.com/document/445234

Ulrich Müller

Die Absicherung der medizinischen Versorgung von Untersuchungsgefangenen am Beispiel der MfS-Bezirksverwaltung Rostock

GRIN Verlag

GRIN - Your knowledge has value

Der GRIN Verlag publiziert seit 1998 wissenschaftliche Arbeiten von Studenten, Hochschullehrern und anderen Akademikern als eBook und gedrucktes Buch. Die Verlagswebsite www.grin.com ist die ideale Plattform zur Veröffentlichung von Hausarbeiten, Abschlussarbeiten, wissenschaftlichen Aufsätzen, Dissertationen und Fachbüchern.

Besuchen Sie uns im Internet:

http://www.grin.com/

http://www.facebook.com/grincom

http://www.twitter.com/grin_com

Die Absicherung der medizinischen Versorgung von
Untersuchungsgefangenen am Beispiel der MfS-
Bezirksverwaltung Rostock

Wissenschaftliche Hausarbeit
zur Erlangung des akademischen Grades
Bachelor of Arts
der Universität Hamburg

vorgelegt von

Ulrich Müller

Hamburg
2017

Inhaltsverzeichnis

1.Einleitung 1

2. Fragestellung 4

3. Forschungsstand 6

4. Die Untersuchungshaftanstalt der MfS-Bezirksverwaltung (BV) Rostock 7

5. Formale Richtlinien des Zentralen Medizinischen Dienstes (ZMD) 9

6. Die Organisation der medizinischen Maßnahmen 11
    6.1. Gesundheitsbesichtigung 11
    6.2. Ärztliche Aufnahmeuntersuchung 11
    6.3. Überwachungsuntersuchung 12
    6.4. Ambulante und stationäre Behandlung 12

7. Spezielle gesundheitliche Aspekte 15
    7.1.Die Einzelhaftbedingungen und psychische Folgen 15
    7.2. Arrest als extreme Form der Einzelhaft 19
    7.3. Suizid 20

8. Die Personalstruktur des medizinischen Dienstes der MfS-Bezirksverwaltung (BV) Rostock 22

9. Ärztliche Mitarbeit im MfS 24

10. Zusammenfassung 26

Literaturverzeichnis 31
    Literatur 31
    Quellen 33
    Internet 35

1.Einleitung

Die Deutsche Demokratische Republik war eine Diktatur. Mit der Sozialistischen Einheitspartei Deutschlands (SED) als Staatspartei übte sie nach ihrem Selbstverständnis ihre Herrschaft als eine „Diktatur des Proletariats" aus. Diese Herrschaft galt es mit allen Mitteln zu verteidigen. Sie bediente sich zu diesem Zweck eines monströsen Geheimdienstapparates, dem Ministerium für Staatssicherheit (MfS). Am 8. Februar 1950 verabschiedete die Provisorische Volkskammer der DDR auf ihrer 10. Sitzung seit Gründung der DDR den Antrag ihres damaligen Innenministers Karl Steinhoff das Gesetz über die Bildung eines Ministeriums für Staatssicherheit. Die bisherige dem Innenministerium unterstellte „Hauptverwaltung zum Schutze der Volkswirtschaft" wurde zur Erweiterung der Tätigkeit in ein selbstständiges „Ministerium für Staatssicherheit" (MfS) umgebildet. Das vom damaligen Präsidenten der DDR, Wilhelm Pieck, unterzeichnete Gesetz trat am 10. Februar 1950 in Kraft.[1] Diese Entscheidung wurde mit Sabotage gegen die Wirtschaft, Sprengstoffanschlägen, der Tätigkeit von Spionen und Saboteuren, die im Dienste des englisch-amerikanischen Imperialismus und ihrer Handlanger stünden, begründet. In den Richtlinien zur Erfassung der durch die Organe des MfS der DDR zu verhaftenden Personen wurde definiert, um wen es sich dabei handeln sollte:

> „[...] Die Verhaftung von Verbrechern, die eine aktive feindliche antidemokratische Tätigkeit ausüben,[...]"[2]

Aufgabe des MfS war es, diesen Personenkreis auszukundschaften und dingfest zu machen. Parallel und unabhängig davon gab es zusätzlich das Ministerium des Innern (MdI), das sich mit der nicht politisch motivierten Kriminalität befasste. Beide Ministerien hatten voneinander getrennte Untersuchungshaft- und Strafvollzugsanstalten. Im Zuge einer Verwaltungsreform wurden im Jahr 1952 aus den ursprünglich sechs Landesverwaltungen für Staatssicherheit (Brandenburg, Groß-Berlin, Mecklenburg, Sachsen, Sachsen-Anhalt und Thüringen) insgesamt 15 Bezirksverwaltungen für Staatssicherheit (BV) analog zu den neu formierten Bezirken gebildet. Nach fast 40-jähriger Existenz der DDR erfolgte Ende Oktober 1989 eine letzte Zählung der MfS-Mitarbeiter durch die Hauptabteilung Kader und Schulung. Es ergab sich eine Zahl von 91.015 hauptamtlichen Mitarbeitern, was einem statistischen Wert von MfS-Mitarbeiter zu DDR-Bürger von 1:180 bedeutete.

---

[1] Gbl. DDR Nr.15 v. 21.2.1950, 95.
[2] BStU, MfS, BdL-Dok. 1– MfS-DSt-Nr. 100001.

1

Für den Bezirk Rostock befand sich die Bezirksverwaltung (BV) des MfS in Rostock. Die Bezirksverwaltungen hatten die gleichen Abteilungen wie das Ministerium in Berlin. Sie waren nach dem Linien- und Abteilungsprinzip organisiert. Abteilung XIV war für den Vollzug der Untersuchungshaft und den Strafvollzug zuständig. Bei der Hauptabteilung IX waren alle verfahrensrechtlichen Kompetenzen gebündelt. Sie ordnete Haftbefehle an, führte das Ermittlungsverfahren mit Vernehmungen von Inhaftierten und Zeugen durch, beschaffte Beweismittel und erstellte den Abschlussbericht als Grundlage für die staatsanwaltliche Anklage. Beide Linien unterstanden unmittelbar dem Minister für Staatssicherheit (MfS). In den Bezirksverwaltungen war für die medizinische Versorgung des MfS-Personals und der Inhaftierten der Zentrale Medizinische Dienst (ZMD) als eigenständige Abteilung zuständig. Abteilung XIV und ZMD standen unter der Kontrolle der Hauptabteilung IX. Nur diese hatte die Befehlsgewalt der letzten Instanz. Im Zweifelsfall hatte sich die Abteilung XIV, die für die Alltagspraxis mitverantwortlich war, nach den Weisungen und Befehlen der Hauptabteilung IX als übergeordneter entscheidender politischer Instanz zu richten. Das bedeutete, dass die „tschekistische" - also geheimdienstliche Arbeit - auch bei medizinischen Angelegenheiten zu berücksichtigen sei. Die Arbeit hatte sich

> „[...] nach einer engen kameradschaftlichen, tschekistischen Zusammenarbeit zwischen den [...] Leitern der Medizinischen Dienste und den Abteilungen IX und XIV der Bezirksverwaltungen [zu richten]"[3]

Das Gesundheitswesen der DDR stand nicht immer im Fokus der Aufmerksamkeit des Ministeriums für Staatssicherheit (MfS).

Im Jahre 1955 war ein hauptamtlicher Mitarbeiter im Range eines Unterleutnants für das „Hauptsachgebiet Gesundheitswesen" zuständig. Auf Bezirks- und Kreisebene gab es 1955 in der gesamten DDR keine hauptamtlichen Mitarbeiter im Gesundheitswesen.[4]

Unterlagen des Ministeriums für Staatssicherheit über das Gesundheitswesen beschränkten sich in den fünfziger Jahren auf Übernahmen von Anordnungen des Gesundheitsministeriums. Noch am 26.4.1957 verkündete Walter Ulbricht auf einer Konferenz vor leitenden Funktionären des MfS:

---

[3] BStuU, Archiv der Zentralstelle,MfS –ZMD 472, BStU 00006.
[4] Dienstanweisung 4/59 des Ministers für Staatssicherheit vom 15.7.1959; BStU, ZA, DSt 101012.
zitiert nach Süß, Sonja: Politisch missbraucht? Psychiatrie und Staatssicherheit in der DDR, Analysen und Dokumente, Wissenschaftliche Reihe des Bundesbeauftragten für die Unterlagen des Staatssicherheitsdienstes der ehemaligen Deutschen Demokratischen Republik, Abteilung Bildung und Forschung (Hg.), Band 14, Berlin,131.

„Wozu muss denn der Apparat der Staatssicherheit alle Einzelheiten des Gesundheitswesens [wissen] [...] Das kann sich ja der Minister, Genosse Wollweber, geben lassen vom Gesundheitsminister". [...] Ihr habt doch nicht die Aufgabe, eine Analyse über das Gesundheitswesen zu machen. Erstens seid ihr keine Spezialisten und zweitens sind dafür andere Organe da." [5]

Doch schon zwei Jahre später war das MfS zur Verschärfung der Überwachung gezwungen, denn es drohte der Zusammenbruch der medizinischen Versorgung infolge der zunehmenden Abwanderung von medizinischen Fachkräften in den Westen. Nach Meinung des Politbüros der SED war dafür die westliche „Diversions- und Sabotagetätigkeit" verantwortlich, die bei Teilen der kleinbürgerlich-konservativen Ärzteschaft Erfolg hatte.

Am 15.7.1959 gab Erich Mielke als Minister für Staatssicherheit der DDR die Dienstanweisung 4/59 heraus, die als grundlegendes Dokument der konspirativen Arbeit des MfS im Gesundheitswesen galt. Sie stellte die Überwachung und Infiltration des Gesundheitswesens gemäß den neuen Forderungen der SED in den Vordergrund.

Die hermetische Abriegelung der DDR-Grenze und der Mauerbau 1961[6] in Berlin mit drastischen Grenzschutzmaßnahmen, die bis zum Schusswaffengebrauch gingen[7], hatten die Fluchtbewegung in den Westen eingedämmt, aber nicht zum Erliegen gebracht. Zwischen 1949 und Sommer 1961 flüchteten ca. drei Millionen Menschen aus der DDR in den Westen. Von 1962 bis Ende Oktober 1989 gingen 795.000 DDR-Bürger offiziell oder inoffiziell in die BRD.[8] Bis Ende der DDR war es eine der Hauptaufgaben des Ministeriums für Staatssicherheit (MfS), die Fluchtbewegung zu ersticken. Von 1976 bis 8.10.1989 standen 53.576 gelungenen Fluchtversuchen 38.063 verhinderte

---

[5] Zitiert nach Hoffmann, Dierk, Schmidt, Karl-Heinz und Syba, Peter (Hg.): Die DDR vor dem Mauerbau. Dokumente zur Geschichte des anderen deutschen Staates 1949-1969, München und Zürich,1993,290f.

[6] http://www.chronik-der-mauer.de/(9.5.17): Mindestens 139 Menschen wurden zwischen 1961 und 1989 an der Berliner Mauer getötet . Darüber hinaus verstarben mindestens 251 Reisende aus Ost und West vor, während oder nach Kontrollen an Berliner Grenzübergängen.

[7] GBl.DDR (Grenzgesetz) vom 25. März 1982
§27(1) Die Anwendung der Schußwaffe ist die äußerste Maßnahme der Gewaltanwendung gegenüber Personen. Die Schußwaffe darf nur in solchen Fällen angewendet werden, wenn die körperliche Einwirkung ohne oder mit Hilfsmitteln erfolglos blieb oder offensichtlich keinen Erfolg verspricht. Die Anwendung von Schußwaffen gegen Personen ist erst dann zulässig, wenn durch Waffenwirkung gegen Sachen oder Tiere der Zweck nicht erreicht wird.

[8] Engelmann, Roger (Hg.): Das MfS-Lexikon. Begriffe, Personen und Strukturen der Staatssicherheit der DDR, Berlin, 2011, 245.

Fluchtversuche gegenüber, was einer Aufklärungsquote von 71% entsprach.[9] Insofern war die Tätigkeit des Sicherheitsapparates effektiv. Nach den Gesetzen der DDR waren die Verhafteten schuldig gesprochen worden, die Paragraphen 213 (Ungesetzlicher Grenzübertritt), Paragraph 100 (staatsfeindliche Verbindungsaufnahme) und Paragraph 105 (staatsfeindlicher Menschenhandel) verletzt zu haben. Mit 55% hatten die Grenzdelikte den größten Anteil an den verfolgten Gesetzesbrüchen, Die Linie IX als Untersuchungsorgan des MfS führte von 1949 bis 1989 90.000 Ermittlungsverfahren durch. In den sechziger und siebziger Jahren waren es 40.000 Verfahren. An der Einleitung dieser Verfahren war zu 50% die Volkspolizei beteiligt. Die andere Hälfte wurde durch „operative Tätigkeit" des MfS (IM-Tätigkeit, Überwachungen) erzielt.[10] Die Rostocker Abteilung der Linie IX leitete im Jahre 1988 insgesamt 134 Ermittlungsverfahren ein.[11]

2. Fragestellung

Gegenstand der Arbeit ist die Absicherung der medizinischen Versorgung der Untersuchungsgefangenen der MfS Bezirksverwaltung Rostock. Dies war Aufgabe des Zentralen Medizinischen Dienstes (ZMD) des Ministeriums für Staatssicherheit (MfS) Rostock. Das Ziel der Arbeit besteht in der Darstellung der gesetzlichen Grundlagen, ihrer praktischen Anwendung und Analyse. Neben dem Aufbau und der Personalstruktur des ZMD sind die alltäglichen Haftbedingungen und die sich daraus ergebenden Problemfelder für die medizinische Versorgung Schwerpunkt der Untersuchung. War die Organisation des Medizinischen Dienstes geeignet, die erforderlichen Maßnahmen zur Erhaltung der Gesundheit der Inhaftierten zu gewährleisten? Welche Qualifikation und Struktur hatte das medizinische Personal? Gab es Widersprüche zwischen den schriftlichen Leitlinien und der tatsächlichen Ausführung? Welche psychischen Auswirkungen hatte die regelhaft angeordnete Einzelhaft im Ermittlungsverfahren? Darüberhinaus werden Arretierung und als drastische Folge Suizid geschildert. Schließlich soll beispielhaft die Motivation der ärztlichen Mitarbeiter von Ärzten zur Mitarbeit im Medizinischen Dienst des MfS betrachtet werden. Im Sinne eines Fazits soll geklärt werden, ob die medizinische

---

[9] Eisenfeld, Bernd: Die Zentrale Koordinierungsgruppe. Bekämpfung von Flucht und Übersiedlung, Berlin, 49.

[10] Gieseke, JensDie Stasi, 1945-1990, München, 2001,186.

[11] Joestel, Frank (Hg.): Strafrechtliche Verfolgung politischer Gegner durch die Staatssicherheit im Jahre 1988, Der letzte Jahresbericht der MfS-Hauptabteilung Untersuchung, Berlin2003,24f.

Versorgung nach den vorliegenden Akten Teil des Repressionsapparates oder sachgerechte Medizin unter Haftbedingungen war.

Die Arbeit stützt sich auf Auszüge aus Gesundheitsunterlagen, die bei Auflösung der Bezirksverwaltung Rostock alphabetisch geordnet übernommen werden konnten. Die Unterlagen des Medizinischen Dienstes der Bezirksverwaltung Rostock des Ministeriums für Staatssicherheit (MfS) waren im Dezember 2016 zu 100% erschlossen und hatten einen Umfang von 20 laufenden Metern. Sie beinhalteten sowohl Unterlagen zur Sicherung der medizinischen Versorgung der Mitarbeiter als auch die medizinische Betreuung von Inhaftierten der Untersuchungshaftanstalt. Aus diesem voluminösen Pool an Quellen wurden 9 Jahrgänge der Krankenbücher mit 183 Fällen der Abteilung XIV des Medizinischen Dienstes auf Auffälligkeiten stichprobenartig durchgesehen. Erfasst wurden die Gesundheitsbücher, Röntgenaufnahmen, Untersuchungsbefunde, fachärztliche Gutachten und Gesundheitsunterlagen der Inhaftierten. Akten der Personalstruktur des Medizinischen Dienstes wurden herangezogen, ebenso Anwerbungsunterlagen zur Mitarbeit von Ärzten. Letztere hatten eine Doppelfunktion. Sie waren auf ihrem Fachgebiet im Zentralen Medizinischen Dienst des MfS tätig und erfüllten gleichzeitig Spitzelfunktionen im Gesundheitswesen. Für die vorliegende Arbeit konnte nur ein Teil der insgesamt vorhandenen Unterlagen wegen des beschränkten Umfanges einer Bachelorarbeit zur Darstellung herangezogen werden.

Diese Arbeit erfolgte unter Berücksichtigung der geltenden Datenschutzfristen. Der besseren Lesbarkeit wegen werden weibliche und männliche Untersuchungshäftlinge bzw. -gefangene allgemein als Untersuchungshäftlinge bzw. Inhaftierte bezeichnet.

Wenn in dieser Arbeit auf medizinische Zusammenhänge nicht verzichtet werden kann, so sollen diese dem medizinischen Laien nachvollziehbar geschildert werden.[12] Diese Arbeit ist keine umfassende medizinische Abhandlung, sondern beschränkt sich im Rahmen einer Bachelorarbeit auf Kernaspekte der Haft und deren gesundheitliche Auswirkungen, denen jeder Untersuchungshäftling ausgeliefert war.

---

[12] Der Verf. ist Facharzt f. Orthopädie..

3. Forschungsstand

Studien über gesetzliche und innerdienstliche Grundlagen der Verhaftung von Beschuldigten und der Untersuchungshaft liegen vor. [13] Über die medizinische Versorgung von Inhaftierten aus der Zeit der sowjetisch besetzten Zone und den Anfängen der DDR im Speziallager Buchenwald berichtet der Band von Kathrin Krypczyk und Bodo Ritscher. [14] Neuere Monografien über die Untersuchungshaftanstalten des MfS schildern die Abhängigkeit der Ermittlungstätigkeit des MfS von außenpolitischer Entwicklung, innenpolitischer Situation, oppositionellen Aktivitäten und Ausdifferenzierung des politischen Strafrechts. [15] Andere Arbeiten betreffen die eigentlichen Haftkrankenhäuser und den Strafvollzug, weniger die Tätigkeit des medizinischen Dienstes während der Untersuchungshaft. [16] Wissenschaftliche Darstellungen der Untersuchungshaft in den Untersuchungshaftanstalten des Ministeriums für Staatssicherheit (MfS) gab es in größerem Umfang erst seit der Nachwendezeit. Vor dieser Zeit konnte man auf Zeitzeugenberichte von in die Bundesrepublik entlassenen Häftlingen zurückgreifen. Hier seien stellvertretend die Zeitzeugenberichte von Karl Wilhelm Fricke[17], Jürgen Fuchs[18] und Wolfgang Hinkeldey[19] genannt. Besonders Karl Wilhelm Fricke[20] stellte mit genauen Analysen die Methoden des Untersuchungshaftapparates dar. Neben den unmittelbaren Zeitzeugenberichten finden sich weitere Abhandlungen zur Haft im „SBZ-Archiv" bzw. im „Deutschland-Archiv". [21] Nach 1990 erschienen zahlreiche Veröffentlichungen zu Einzelaspekten des politischen Widerstandes in der DDR und zu den Haftbedingungen politischer Gefangener.[22] Eine Monografie zum Forschungsstand

---

[13] Beleites, Johannes: Der Untersuchungshaftvollzug des Ministeriums für Staatssicherheit der DDR in: Justiz im Dienste der Parteiherrschaft: Rechtspraxis und Staatssicherheit in der DDR, Hg: Engelmann, Roger, Berlin 1999, 433.f . Vgl. auch die Untersuchungen von Schekahn, Jenny u. Wunschik, Tobias: Die Untersuchungshaftanstalt der Staatssicherheit in Rostock.

[14] Krypczyk, Kathrin , Ritscher , Bodo: Jede Krankheit konnte tödlich sein, Göttingen, 2005.

[15] Passens, Katrin: MfS-Untersuchungshaft, Funktionen und Entwicklung von 1971 bis 1989.Berlin, 9.

[16] Meyer, Juliane: Humanmedizin unter Verschluss, Berlin, 2013.

[17] Fricke, Karl-Wilhelm: SBZ-Archiv: Dokumente, Berichte, Kommentare zu gesamtdt. Fragen 10, 1959, 210-213 und 315-317.

[18] Fuchs, Jürgen: Gedächtnisprotokolle, Vernehmungsprotokolle November 1967 bis September 1977, Reinbek, 1990.

[19] Hinkeldey, Wolfgang: „Klärung eines Sachverhaltes", in : Thomas Auerbach/ Ders./Marian Kirstein u.a. (Hg.): DDR konkret. Geschichten und Berichte aus einem real existierenden Land, Berlin, 1984,119-126.

[20] Fricke, Karl-Wilhelm: Bautzen II, Sonderhaftanstalt unter MfS –Kontrolle 1956-1989, Bericht und Dokumentation, Leipzig, 2002.

[21] Bundesministerium für gesamtdeutsche Fragen (Hg.): Unrecht als System, Dokumente über planmäßige Rechtsverletzungen im sowjetischen Besatzungsgebiet, Bonn 1952-1962, 4 Bde.

[22] Hubertus Knabe: Politische Opposition in der DDR. Ursprünge, Programmatik, Perspektiven in: Aus Politik und Zeitgeschehen. Beilage zur Wochenzeitung Das Parlament,B1-2,1990,21-32

der MfS-Untersuchungshaft stammt von Katrin Passens.[23] Darin werden erstmalig die Struktur der Abteilung XIV dargestellt, die für den Erkennungsdienst, die Unterbringung der Gefangenen, deren Verpflegung und Transport als dienstleistende Abteilung für die Abteilung IX im Zeitraum von 1971-1989 sowie qualitative und quantitative Aspekte der MfS-Aufklärungsarbeit zuständig war. Sonja Süß legte 1998 eine Monografie über die Beziehungen zwischen der Psychiatrie und der Staatssicherheit vor.[24] Eine aktuelle Darstellung des MfS-Untersuchungsgefängnisses Rostock wurde 2013 veröffentlicht.[25] Psychologische Aspekte der Haftbedingungen und Geständnisproduktion in den Untersuchungshaftanstalten des MfS veröffentlichte Hans-Eberhard Zahn.[26] Die Ermittlungsverfahren, das System der Zelleninformatoren und die Haftbedingungen der Rostocker Untersuchungshaftanstalt waren Gegenstand einer Arbeit von Wunschik.[27]

Die vorgelegte Arbeit schließt mit dem auf die gesundheitlichen Aspekte der Inhaftierten gelegten Schwerpunkt in der Untersuchungshaftanstalt des MfS Rostock eine weitere Forschungslücke.

Abkürzungen und deren notwendige Begriffserklärungen gehen auf das Nachschlagewerk von Roland Lucht „Das Archiv der Stasi. Begriffe" zurück.[28]

4. Die Untersuchungshaftanstalt der MfS-Bezirksverwaltung (BV) Rostock

Von etwa 900.000 Einwohnern im ehemaligen Bezirk Rostock erfasste das MfS im Laufe seiner Tätigkeit 400.000 Personen.[29] In den Zuständigkeitsbereich der Bezirksverwaltung für Staatssicherheit Rostock gehörten u.a. 10 Kreisdienststellen: Rostock, Wismar, Grevesmühlen, Bad Doberan, Ribnitz-Damgarten, Stralsund, Greifswald, Grimmen, Wolgast und Rügen, Abteilung Hafen sowie die OD KKW Greifswald. Dem sogenannten "Territorialprinzip" folgend hatten die Kreisdienststellen die "Linienaufgaben" in den Kreisen auszuführen. Neben den allgemeinen Aufgaben im Ostseebezirk war die BV Rostock auch für spezifische Dinge verantwortlich, so z.B.

---

[23] Katrin Passens: MfS-Untersuchungshaft, Funktionen und Entwicklung von 1971-1989, Lukas, 2012.
[24] Süß, Sonja: Politisch missbraucht?, Psychiatrie und Staatssicherheit in der DDR, Berlin,1998.
[25] Schwießelmann; Christian und Schekahn, Jenny: Die Untersuchungshaftanstalt der Staatssicherheit Rostock, Berlin: Bundesbeauftragter für die Unterlagen des Staatssicherheitsdienstes der ehemaligen DDR, 2013.
[26] Zahn, Hans-Eberhard: Haftbedingungen und Geständnisproduktion in den Untersuchungs-Haftanstalten des MfS- Psychologische Aspekte und biographische Veranschaulichung, in: Landesbeauftragter für die Unterlagen des Staatssicherheitsdienstes der ehemaligen DDR, Schriftenreihe , Bd.5,Berlin, 1997.
[27] Wunschik, Thomas: Die Untersuchungshaftanstalt der Staatssicherheit in Rostock. Ermittlungsverfahren, Zelleninformatoren und Haftbedingungen in der Ära Honecker. Berlin 2012.
[28] Lucht, Roland: Das Archiv der Stasi. Begriffe, Göttingen, 2015.
[29] Krumm, Karl-Heinz: „Kampf gegen die eigene Unwissenheit", in: Frankfurter Rundschau vom 10. Mai 1990,6.

für die Überwachung der Seeverkehr- und Hafenwirtschaft, des Schiffbaus sowie der Seeleute der DDR als auch für die Verhinderung von Fluchten über die Ostsee. Die dafür geschaffene Abteilung Hafen zählte mit 662 Inoffiziellen Mitarbeitern zu den IM-stärksten Diensteinheiten. 1989 waren in der BV Rostock 3.686 hauptamtliche Mitarbeiter und 9.263 inoffizielle Quellen registriert.[30]

Die Bezirksverwaltung (BV) Rostock hatte ihren Dienstsitz zunächst in den 50er Jahren in der Schwaanschen Straße Nr. 1 und zog dann 1959 in den Neubau August-Bebel-Straße Nr. 15.[31] Von 1950 bis zur Schließung der Untersuchungshaftanstalt Rostock am 4.12.1989 befanden sich 7.752 Personen in U-Haft. Das entsprach 191 Häftlingen pro Jahr. Für die dreistöckige Haftanstalt, war die Abteilung XIV mit 50 hauptamtlichen Mitarbeitern verantwortlich. Neben der MfS-Haftanstalt Hohenschönhausen in Berlin war die Anstalt in Rostock der einzige Neubau eines MfS-Gefängnisses in der DDR. Die höchste Entscheidungsinstanz der Untersuchungshaft hatte der Leiter der Linie IX (Untersuchungen). Oberster klassenmäßiger Kampfauftrag war die Erlangung eines Ermittlungsergebnisses. Diesem Prinzip hatten sich medizinische Notwendigkeiten der Gefangenenbetreuung unterzuordnen. Das MfS wurde bis in die kleinsten Untereinheiten streng hierarchisch militärisch verwaltet. Die Angehörigen des Medizinischen Dienstes hatten militärische Dienstgrade wie in der Nationalen Volksarmee. Eine schriftliche Konkretisierung und Vereinheitlichung dieser Maßnahmen erfolgte jedoch erst im Jahre 1977 unter Mielkes Leitung, nachdem frühere Bestimmungen allgemein gehalten waren.[32]

30

Ammer, Thomas und Memmler, Hans-Joachim (Hg.):Staatssicherheit in Rostock: Zielgruppen, Methoden, Auflösung, Edition Deutschland Archiv, Köln, 1991.
31

http://www.argus.bstu.bundesarchiv.de/Bestaendeuebersicht/index.htm?kid=29FDFC214108410886A CBB28A8E6901B,(13.5.17).
32 Dokument BStU-MfS ZMD 472, Berlin, 10.5.1977.

5. Formale Richtlinien des Zentralen Medizinischen Dienstes (ZMD)

Der ZMD ging 1974 aus der Abteilung Medizinischer Dienst hervor. Zu seinen Aufgaben zählte die Gewährleistung der medizinischen, ggf. auch psychologischen Versorgung/Betreuung der hauptamtlichen Mitarbeiter des MfS als auch der Untersuchungshäftlinge und Strafgefangenen:

> „Die Hauptaufgaben des Medizinischen Dienstes war die Sicherstellung des Gesundheitsschutzes und der medizinischen Betreuung Verhafteter/Strafgefangener." [33]

Jede medizinische Versorgung hatte sich nach anerkannten medizinischen Grundsätzen und Regeln zu richten. Der Medizinische Dienst des MfS verfügte deshalb über ein umfangreiches Regelwerk, das sich nach dessen Selbstverständnis in medizinischer Hinsicht mit dem der BRD und anderen nicht-sozialistischen Ländern vergleichen wollte. Die Ausbildung im Medizinischen Dienst verlangte für das mittlere Personal den Besuch der 10. Klasse der Polytechnischen Oberschule, eine abgeschlossene Berufsausbildung mit einem Fachschulabschluss in Krankenpflege und als politisch-ideologische Ausbildung eine militärische Grundausbildung, eine 4-monatige praktische Tätigkeit im politischen Wach- und Sicherungsdienst der Abteilung XIV und den Abschluss auf einer Kreisparteischule.[34]

Der Medizinische Dienst stellte eine eigene Hauptabteilung dar, die unter direkter Kontrolle des Ministers für Staatssicherheit, Erich Mielke, stand. Die Diensteinheiten im Berliner Ministerium für Staatssicherheit hatten in der Regel ein Pendant in den Bezirksverwaltungen. Die einzelnen Abteilungen der Bezirksverwaltungen für Staatssicherheit waren in Referate untergliedert.

Die Gemeinsame Anweisung des Generalstaatsanwaltes der DDR vom 22.5.1980 lautete:

> „Dem Verhafteten ist der Schutz seines Lebens, seiner Gesundheit und Arbeitskraft zu gewährleisten, Unterbringung, materielle Versorgung und medizinische Betreuung des Verhafteten haben so zu erfolgen, dass sie den allgemeinen Grundsätzen der Forderung unter Einhaltung der Gesundheit sowie der Hygiene entsprechen." [35]

Gegen diese allgemein gehaltene Formel konnte man sicher nichts einwenden. Damit wird aber auch nichts ausgesagt. War es fast selbstverständlich, dass eine freie Arztwahl während der Haft nicht möglich war, so bestand die Pflicht, sich der Behandlung zu unterziehen.

---

[33] BStU Zentralarchiv, MfS JHS 20824, BStU 00009.

[34] [34] BStuU, Archiv der Zentralstelle, MfS, ZMD, Nr.2,BStU000041.

[35] BStU Zentralarchiv, MfS JHS,20824: BStU000007:„Gemeinsame Anweisung des Generalstaatsanwaltes der DDR, des Ministers für Staatssicherheit und des Minister des Inneren und Chefs der Deutschen Volkspolizei über die Durchführung der Untersuchungshaft v. 22.5.1980".

„mit der Inhaftierung sind Einschränkungen wie das Recht auf freie Arztwahl unumgänglich verbunden. Die notwendige medizinische Betreuung und Behandlung wird durch den Medizinischen Dienst der [jeweiligen] BVfS [hier: Rostock] bzw. im Haftkrankenhaus durchgeführt. Der Verhaftete ist bei Gefahr im Verzuge, für Gesundheit und anderer spezifischer sicherheitspolitischer Erfordernisse nicht berechtigt, die Behandlung durch den [...] zuständigen Arzt abzulehnen [...] Verhaftete [...] sind Personen, die der Begehung von Staatsverbrechen bzw. von operativ bedeutsamen Straftaten der allgemeinen Kriminalität beschuldigt werden. [...] Diese Personen sind nicht mit dem Bild der Allgemeinheit vom primitiven Straftäter vergleichbar. Sie sind Personen mit einer verfestigten zur sozialistischen Staats- und Gesellschaftsordnung, die teilweise Erfahrungen in der konspirativen Arbeit besitzen bzw. auch solche, die bei der Begehung der Straftaten hohe Risikobereitschaft und Brutalität zeigten." [36]

Das Personal des Medizinischen Dienstes war gehalten, nicht den Patienten im Inhaftierten zu sehen sondern den Staatsfeind. Grundlage für die medizinische Versorgung waren die „Gemeinsamen Festlegungen der Leiter der Hauptabteilung IX und der Abteilung XIV zur Sicherstellung des Gesundheitsschutzes.

Die gemeinsamen Festlegungen der Leiter des Zentralen Medizinischen Dienstes der Hauptabteilung IX und der Abteilung XIV wurden im Laufe der Jahre mehrfach überarbeitet. Die am 10.5.1977 erschienene Version führte in den Grundsätzen zur Sicherstellung des Gesundheitsschutzes und der medizinischen Betreuung Verhafteter und Strafgefangener in den Untersuchungshaftanstalten des MfS aus:

„[...] bei ständiger Berücksichtigung der konkreten politisch-operativen Situation, die maximale Ausschöpfung aller Möglichkeiten der Qualifizierung der politisch-operativen Arbeit und die weitere Vertiefung der tschekistischen Zusammenarbeit der operativen Diensteinheiten." [37]

Diese Ausführungen waren den Bestimmungen zum eigentlichen Gesundheitsschutz übergeordnet, die sich aus der Strafprozessordnung der DDR, den Gesetzen des Gesundheitsschutzes und der Bekämpfung von Infektionskrankheiten ergaben. Daraus resultierten unlösbare Widersprüche zwischen den schriftlich fixierten Grundsätzen und den tatsächlichen Ausführungen im Haftalltag.

---

[36] BStU, Archiv der Außenstelle Rostock, Abt. XIV, Nr. 67 , BStU 000007.
[37] BStuU, Archiv der Zentralstelle, MfS –ZMD 472, BStU 00004.

6. Die Organisation der medizinischen Maßnahmen

6.1. Gesundheitsbesichtigung

Jeder Verhaftete war innerhalb von 24 Stunden nach der Verhaftung einer Gesundheitsbesichtigung durch den zuständigen Angehörigen des Medizinischen Dienstes zu unterziehen. Das bedeutete nicht, dass dies zwingend von einem Arzt vorgenommen werden musste. Nur bei massiven Befunden wie

> *„Hämatomen, frischen Wunden, Verbrennungen u.ä., Hinweisen auf Einnahme von Suchtmitteln" muss innerhalb der o.g. Frist eine Untersuchung durch den Arzt erfolgen und fotografisch dokumentiert werden."* [38]

Abweichend von der 24-Stunden-Regel fand die ärztliche Untersuchung bei Einzelhaft auch erst Tage später nach der Aufnahme in die U-Haft statt.

6.2. Ärztliche Aufnahmeuntersuchung

Für die ärztliche Untersuchung, die innerhalb von 3 Tagen nach Verhaftung durchzuführen war, sofern sie nicht bereits innerhalb der ersten 24 Stunden erfolgte, gab es Untersuchungsstandards. Sie beinhalteten die Eingangsuntersuchung.

Die Eingangsuntersuchung wurde vom zuständigen Medizinischen Dienst der Bezirksverwaltung der Staatssicherheit durchgeführt. Dies konnte ein Arzt, ein Sanitäter bzw. eine Krankenschwester sein. Die Aufseher der Abteilung XIV überwachten die Aufnahme und weitere Folgeuntersuchungen. [39]

Die Untersuchungen erfolgten nicht immer am Tag der Verhaftung, da z.B. bei Festnahmen und Einlieferung in der Nacht entsprechendes Personal nicht greifbar war.

> *„Röntgen der Thoraxorgane, Diabetessuchtest, rektale Untersuchung bei männlichen Verhafteten über 45 Jahre, gynäkologische Untersuchung bei weiblichen Verhafteten"* [40]

Die Röntgen-Thorax-Aufnahmen wurden routinemäßig wegen der noch in den 1950er Jahren häufig auftretenden Tuberkulose durchgeführt. Besonders in den anfangs unter sowjetischer Kontrolle stehenden Straflagern grassierte diese Erkrankung. Trotz Besserung der hygienischen Verhältnisse wurde die Röntgen-Thorax-Aufnahme auch später beibehalten.

Schwangerschaftsunterbrechungen wurden im Haftkrankenhaus Leipzig durchgeführt.

---

[38] BStuU, Archiv der Zentralstelle,MfS –ZMD 472, BStU 00005ff.

[39] Vgl. Festlegung für die politisch-operative Dienstdurchführung der Abteilung XIV der Bezirksverwaltung für Staatssicherheit Rostock v. 2.4.1986; BStU, MfS, BV Rostock, Abt. XIV, Nr. 54, Bl. 81–92. Zur medizinischen Versorgung siehe auch Kapitel 4.

[40] BStuU, Archiv der Zentralstelle,MfS –ZMD 472, BStU 00006.

"Wird bei einer Verhafteten eine Schwangerschaft festgestellt und besteht der Wunsch auf Schwangerschaftsunterbrechung, [...] so ist die Unterbrechung der Schwangerschaft zu sichern. "[...] Diabetes, Schwangerschaft, Suchtmittelgenuss, psychische und Infektionskrankheiten galten als für die politische Arbeit besonders zu berücksichtigende Faktoren" [41]

Bei sanierungsbedürftigem Gebiss sollte eine zahnärztliche Vorstellung des Verhafteten erfolgen. Alle relevanten Untersuchungsbefunde wie und waren als solche sofort den Leitern der Abteilungen IX und XIV zu melden. Diese Bestimmung konkretisierte und betonte nochmals die oben ausgeführte Wichtigkeit der „engen kameradschaftlichen, tschekistischen Zusammenarbeit" und weist auf die Möglichkeit der Instrumentalisierung von Erkrankungen im Rahmen der Ermittlungstätigkeit der Hauptabteilung IX hin.

6.3. Überwachungsuntersuchung

Alle Inhaftierten sollten einmal jährlich durch folgende medizinische Maßnahmen überwacht werden:

„Klinische Untersuchung, Röntgen der Thoraxorgane, Diabetessuchtest, rektale Untersuchung bei männlichen Inhaftierten über 45 Jahre, bei weiblichen Inhaftierten gynäkologische Untersuchung, [...] bei schwangeren Inhaftierten sind alle gesetzlich geforderten medizinischen Untersuchungen und Behandlungen durchzuführen." [42]

Die Festlegung einer jährlichen Untersuchung war ein hoher Standard, betraf aber nur einen kleinen Teil der Untersuchungshäftlinge, da die Mehrzahl der Inhaftierten sich weniger als ein Jahr in Untersuchungshaft befand.

6.4. Ambulante und stationäre Behandlung

Die ambulante Versorgung hatte in der jeweiligen Vollzugseinrichtung zu erfolgen. Die räumliche und apparative Ausrüstung sollte geeignet sein für allgemeinmedizinische, stomatologische und diagnostische Aufgaben sowie für gynäkologische Untersuchungen. Außerdem stand ein Notdienst an Sonn- und Feiertagen zu Verfügung. Tabletten und Medikamente waren grundsätzlich in aufgelöster Form zu verabreichen.

Für die stationäre Behandlung standen das Haftkrankenhaus des MfS, das Haftkrankenhaus Leipzig, die Abteilungen der Strafvollzugseinrichtungen und in Ausnahmefällen die Einrichtungen des staatlichen Gesundheitswesens zur Verfügung. Das Haftkrankenhaus des MfS unterhielt 10 Abteilungen mit insgesamt 261 Betten: Innere Medizin, Chirurgie, Intensivtherapie, Neurologie/Psychiatrie, Gynäkologie,

---

[41] BStuU, Archiv der Zentralstelle,MfS –ZMD 472, BStU 00009.
[42] BStuU, Archiv der Zentralstelle,MfS –ZMD 472, BStU 00010.

Urologie, Orthopädie, HNO, Ophthalmologie und Dermatologie.[43]

Forensisch psychiatrische Begutachtungen wurden in der Nervenklinik Gehlsdorf durchgeführt. Bei lebensbedrohlichen Erkrankungen und Verletzungen Inhaftierter konnte ohne Anmeldung eine Verlegung in das Haftkrankenhaus Leipzig erfolgen. Lebensgefährlich erkrankte oder verletzte Inhaftierte, bei denen keine Transportfähigkeit zum Haftkrankenhaus gegeben war, konnten in stationäre Einrichtungen des staatlichen Gesundheitswesens eingewiesen werden. Diese Einweisung konnte nur mit Zustimmung des Leiters der Abteilung IX der Bezirksverwaltung für Staatssicherheit erfolgen. Bei gesundheitlich gefährdeten Häftlingen konnte auf dessen Einwilligung zu einem operativen Eingriff verzichtet werden. Den medizinischen Einrichtungen des staatlichen Gesundheitswesens waren keine Gesundheitsakten des Inhaftierten zu überlassen. Lediglich Labor- und Röntgenbefunde sowie die Epikrise durften eingesehen werden. Der Gesundheitszustand eines Inhaftierten wurde bei Entlassung auf einem Formblatt festgehalten. Die Gesundheitsakten wurden unter einer Inhaftiertennummer anstelle von Namen archiviert. Sämtliche Maßnahmen und Unterlagen waren in einer Akte abzuheften.[44] Diese Verfahrensregeln bei Begutachtungen und stationärer Behandlung bedeuteten, dass ohne die Genehmigung der Abteilung IX nichts entschieden werden durfte. In der vorliegenden Arbeit wurden 9 Jahrgänge der Krankenbücher nach Auffälligkeiten der Abteilung XIV des Medizinischen Dienstes Nr. 30 Bd. 1 stichprobenartig durchgesehen.[45] Es kamen insgesamt als Quelle 183 Fälle zur Auswertung. Nach der Statistik der BStU Rostock wurden im angegebenen Zeitraum insgesamt 1.296 Häftlinge registriert, wovon 14,12% Fälle ausgewertet werden konnten. Aus Datenschutzgründen war im Rahmen dieser Arbeit keine komplette Einsicht in die Krankenakten möglich, weshalb lediglich Tendenzen bei der medizinischen Behandlung dargestellt werden können. Auffällig war die gehäufte Anordnung von insgesamt 30 psychiatrischen Untersuchungen in den Jahren 1968-1970, was 5,3% aller Inhaftierten entsprach. In absoluten Zahlen ausgedrückt wurden 30 von 567 Inhaftierten psychiatrisch begutachtet. In den Jahrgängen 1971,1972 und 1974 wurden nur noch 13 (= 3,03%) psychiatrische Gutachten von insgesamt 428 Häftlingen erstellt. Eine Erklärung für die Häufung bzw. den Rückgang der Untersuchungen ließ sich in einem

---

[43] BStuU, Archiv der Zentralstelle,MfS, ZMD Nr.2,BStU 000296.
[44] BStuU, Archiv der Zentralstelle,MfS –ZMD 472, BStU 00019ff.
[45] Krankenbücher der Abt. XIV der BV Rostock , med. Dienst Nr. 30, Bd. 1 von 1964-1974 ausgewertet. Es fehlen die Jahrgänge 1967 und 1973.

Schreiben Generaloberst Dickel, Chef der Deutschen Volkspolizei, an den Minister für Staatssicherheit, Erich Mielke, vom 8.11.1965 finden.

> *„Die psychiatrische Untersuchung und die medizinisch-therapeutische Behandlung männlicher und weiblicher Untersuchungshäftlinge ist zur Zeit nicht ausreichend gewährleistet. Die in der Krankenhausabteilung der Strafvollzugsanstalt Waldheim befindliche psychiatrische Beobachtungsabteilung mit 25 Betten ermöglicht lediglich die psychiatrische Untersuchung männlicher Strafgefangener [...] Es ergibt sich als zweckmäßigste Lösung, das in Waldheim befindliche öffentliche Krankenhaus für Psychiatrie mit einer Kapazität von circa 200-250 Betten zu nutzen."* [46]

Die Erweiterung in Waldheim führte zu einer Häufung psychiatrischer Gutachten und Behandlungen insgesamt in den Jahren 1968-1970. Über die Gründe des späteren Rückgangs der psychiatrischen Untersuchungen lassen sich keine Aufschlüsse nach der Aktenlage erzielen. Psychiatrische Untersuchungen und Gutachtenerstellungen fanden vorwiegend in den Einrichtungen in Rostock-Gehlsdorf, Stralsund, Waldheim und Berlin statt.

Aus medizinischer Sicht waren nach Aktenlage keine wesentlichen Problemfälle in der tagtäglichen Behandlung erkennbar, wenn man von häufig verordneten Rotlichtbestrahlungen bei Furunkeln absieht. Das Fehlen von Sonnenlicht äußerte sich in häufigem Auftreten von Hauterkrankungen. Verordnung von psychisch wirksamen Substanzen (Faustan, Lepinal) wurde bevorzugt bei Schlafstörungen und depressiven Stimmungsschwankungen ausgegeben. Brandwunden behandelte man mit Lebertransalbe, bei Nahrungsverweigerung gab es Traubenzuckerinjektionen. Eine Schwangerschaft war kein Grund für eine Entlassung. Schwangere erhielten nach gynäkologischer Feststellung der Schwangerschaft Liegeerlaubnis und Zusatzverpflegung mit Milch und Butter. [47]

Ausdrücklich wurde in den Dienstanweisungen festgehalten,

> *„[dass bei] Erkrankung von Schwangeren diese Information für die betreffende Abteilung IX von größerem Interesse sei, als für den Staatsanwalt oder das Gericht."* [48]

Nur bei Verlegung innerhalb des Verantwortungsbereiches des MfS wurden die Gesundheitsakten an die weiterbehandelnden Ärzte übergeben. Bei Verlegung in zivile stationäre Einrichtungen war lediglich die Einsichtnahme in Röntgenbefunde den weiterbehandelnden Ärzten erlaubt. Die Untersuchungsergebnisse wurden auf einem Standard-Untersuchungsbogen dokumentiert und waren durch den Inhaftierten am

---

[46] BStU Archiv der Zentralstelle, MfS SdM, Nr. 1166, BStU 000161.
[47] BStU Archiv Außenstelle Rostock, Abt. XIV, Med. Dienst Nr.30,Bd.1, Buch 2-5.
[48] BStU, Archiv der Zentralstelle,MfS, ZAIG, 27128,BStU 0009.

Ende der Untersuchung zu unterschreiben. [49] Die Beachtung der Hygiene und des Seuchenschutzes war durch den medizinischen Dienst in allen Vollzugseinrichtungen mindestens einmal monatlich durchzuführen. Dies beinhaltete einmal wöchentlich zu duschen, Wäsche und Handtücher sowie die Bettwäsche 14-tägig zu wechseln. Für weibliche Häftlinge gab es Hygienepackungen. Die Zellen sollten wöchentlich gereinigt und desinfiziert werden. Die medizinische Versorgung der Untersuchungsgefangenen hatte ein höheres Niveau hinsichtlich der ärztlichen Verfügbarkeit und der Behandlungsfrequenz als in Gefängnissen des Ministerium des Innern.

7. Spezielle gesundheitliche Aspekte

7.1.Die Einzelhaftbedingungen und psychische Folgen

Die offizielle Definition und die gesetzlichen Grundlage der Untersuchungshaft in der DDR lauteten:

> „Die Untersuchungshaft – die schwerwiegendste strafprozessuale Sicherungsmaßnahme mit Zwangscharakter – dient der ordnungsgemäßen Durchführung des Strafverfahrens und damit zugleich dem wirksamen Schutz der sozialistischen Gesellschaft, ihres Staates und seiner Bürger. Sie wird in den Untersuchungshaftanstalten der Diensteinheiten der Linie XIV auf der Grundlage der Strafprozessordnung, des Gesetzes über die Staatsanwaltschaft der Deutschen Demokratischen Republik, der Gemeinsamen Anweisung über die Durchführung der Untersuchungshaft vom 22. Mai 1980 und der Anweisung Nr. 1/85 des Generalstaatsanwaltes der Deutschen Demokratischen Republik vollzogen." [50]

Verhaftung und Untersuchungshaft sind extreme psychische Belastungen besonders am Anfang der Haft und können schwerwiegende gesundheitliche Probleme wie Psychosen und Depressionen hervorrufen. [51] Haftverschärfend wirkte sich Einzelhaft aus, die als Druckmittel zur Aussage im Ermittlungsverfahren regelmäßig angewendet wurde. Entscheidend war nicht die Anordnung der Einzelhaft an sich, sondern die Ausgestaltung und die Dauer dieser repressiven Maßnahme. Noch schlimmer war die Trennung bei weiblichen Untersuchungshäftlingen von ihren Kindern, über deren Verbleib sie in der Anfangsphase der Untersuchungshaft im Unklaren gelassen wurden.

---

[49] BStU, Archiv der Zentralstelle,MfS –ZMD 472, BStU 000042.

[50] BStU: Informationsmaterial zur Ausstellung der Bundesbeauftragten für die Unterlagen des Staatssicherheitsdienstes der ehemaligen DDR, Außenstelle Rostock: Präambel zur Dienstanweisung Nr. 1/86 des Ministers für Staatssicherheit über den Vollzug der Untersuchungshaft und die Gewährleistung der Sicherheit in den Untersuchungshaftanstalten des Ministeriums für Staatssicherheit

[51] Gößling, Jörg: Zur Entität der sogenannten „Haftpsychose", FU Berlin, 2004, Diss. http://www.diss.fu-berlin.de/diss/servlets/MCRFileNodeServlet/FUDISS_derivate_000000001198/00_goes.pdf?hosts= (12.5.17).

Das MfS hatte für diese Vorgehensweise folgende Begründung:

> *„Verhaftete in den Untersuchungshaftanstalten des MfS sind Personen, die der Begehung von Staatsverbrechen beziehungsweise von operativ bedeutsamen Straftaten beschuldigt werden. Diese Personen sind nicht mit dem Bild der Allgemeinheit vom primitiven Straftäter vergleichbar. [... sie] sind zu einem hohen Prozentsatz Person mit einer verfestigten feindlichen Einstellung zur sozialistischen Staatsordnung [...] es ergeben sich daraus auch besondere Anforderungen an die sichere Verwahrung der Verhafteten in der Untersuchungshaftanstalt."* [52]

Das bedeutete im Klartext, dass für diese Häftlinge eine verschärfte Einzelhaft die Regel war.

Die Untersuchungshaftanstalt war für Außenstehende nicht einsehbar, obwohl sie sich im Stadtzentrum befand. Der dreistöckige Trakt war für 110 Frauen und Männer, die in 46 Zellen „verwahrt" werden konnten, ausgelegt. Die 7,5 m² großen Zellen hatten keine direkte Belüftungsmöglichkeit. Tageslicht konnte nur durch ein in versetzter Bauweise angeordnetes undurchsichtiges Glasziegelfenster in die Zelle eindringen. Eine direkte Sicht und auch jeder Kontakt nach draußen waren unmöglich. Die Belüftung erfolgte über einen schmalen Holzschlitz, der zwischen den beiden Glasziegelreihen durch eine Klappe geöffnet oder geschlossen werden konnte.[53] Diese Zellen waren als Zwei-Mann-Zellen konzipiert, wurden aber auch als Einzelhaftzellen genutzt. Im Laufe der Jahre änderte sich das Mobiliar. Das Minimum bestand aus Holzliege, Tisch und einem Hocker. Hatte man ursprünglich die Zellen mit Holzpritschen von 1.900 mm x 800 mm ausgestattet, ging man später auf Liegen mit Stahlfedereinsatz über. Dies wurde jedoch wieder gegen die ursprünglichen Holzpritschen ausgetauscht, da man fürchtete, dass die Drähte als Werkzeuge, Waffe oder Selbstmordwerkzeuge verwendet werden konnten. Besonders am Beginn der Untersuchungshaft war der Häftlingsalltag durch keinerlei Abwechslung außer einer 15-30 minütigen „Freistunde" in sogenannten „Tigerkäfigen" charakterisiert. Bei schlechtem Wetter fiel auch dies aus.

Der Häftlingsalltag stand oft im Gegensatz zu den auslegbaren Vorschriften. So sollte den Häftlingen die Tagespresse kostenlos zur Verfügung gestellt und der Bezug von Zeitschriften und Fachliteratur genehmigt werden. Fernseh- und Rundfunkempfang sollten möglich sein. Dies waren banale Dinge, die aber für eine minimale geistige Ablenkung von großer Bedeutung gewesen wären. Alle diese Genehmigungen hingen von der Genehmigung der Linie IX und somit vom Verlauf der Vernehmungen ab. Mindestens 30 Minuten täglich im Freien waren vorgeschrieben. Die Inhaftierten sollten

---

[52] BStU, Archiv Außenstelle Rostock, Abt. XIV, Nr.67,BStU0000013.
[53] Infomaterial der ständigen Ausstellung der BStU Rostock.

eigene Bekleidung tragen können. Ausreichend Liege- und Sitzmöglichkeiten sollten in den Zellen, die offiziell „Verwahrräume" genannt wurden, vorhanden sein. Für die Zellen bestanden einheitliche Vorgaben für Rauminhalt, Belüftung, Beleuchtung, Beheizung und sanitäre Anlagen. Eine ernährungsphysiologisch vollwertige Gemeinschaftsverpflegung sollte ebenso garantiert werden wie die Möglichkeit des zusätzlichen Einkaufs von Nahrungs- und Genussmitteln in der Verkaufseinrichtung der Untersuchungshaftanstalt.[54]

Doch wie sah die Wirklichkeit aus? Hier die Schilderung der Aufnahme eines damals 26-jährigen Untersuchungshäftlings, der im Juni 1973 wegen einer missglückten Flucht verhaftet worden war:

„Der Transport in die Haftanstalt erfolgte mit 3 Mann Bewachung in einem PKW, dessen hintere rechte Tür sich nicht von innen öffnen ließ. In der Haftanstalt angekommen, trat man durch eine Stahltür. Vom hinter der Tür stehenden Posten wurde mir die Aktentasche entrissen und ich wurde zum Weitergehen aufgefordert. In einer Aufnahmezelle musste man sich völlig entkleiden. Die Privatsachen wurden mir abgenommen und die Tür verschlossen. Man saß nackt in einer völlig beengten Aufnahmezelle von dreieckförmigen Grundriss von ca. 180cm x 130cm x 130cm auf einem in die Mauer eingelassen schmalen Holzbrett. Nichts außer der eigenen Atmung und meinem Herzschlag waren zu hören. Nach ca. 45 Minuten öffnete sich die Tür. Ich wurde einer Leibesvisitation mit Inspektion und manueller Palpation der Körperöffnungen unterzogen und erhielt danach Anstaltskleidung, die aus gestreifter blauer Anstaltsunterwäsche, einem alten dunkelblauen provisorisch an den Knien gestopften Armeetrainingsanzug, Socken und Pantoffeln bestand. Es folgte die erkennungsdienstliche Prozedur: Fingerabdrücke, Größe, Gewicht und Fotoaufnahmen. Zu meinem Erstaunen in einer mir damals unbekannten Polaroid-Technik, was mein Unterlegenheitsgefühl noch verstärkte. Es folgte das Duschen mit einem Desinfektionsmittel unter Aufsicht des Wachpersonals und der Einschluss in eine Zelle neben dem Duschraum. Ohne Orientierung, wo ich mich eigentlich befand, stand ich in einer kahlen, kalten, in einer doppelt mannshohem Ockergelb gestrichenen Zelle. Das einzige Mobiliar bestand aus zwei Holzpritschen, von denen auf einer ein mit Stroh gefüllter Sack lag, die andere ohne irgendwas, einer eisernen WC-Schüssel ohne Deckel, einem kleinen gusseisernen Waschbecken mit kaltem Wasser, einem Klapptisch und einem undurchsichtigen Fenstermechanismus aus versetzt angeordneten Glasziegeln. Nach kurzer Zeit begann die nächtliche bis zum Morgen dauernde Vernehmung. Mit nassen Haaren, ungekämmt in diesem erbärmlichen Aufzug saß ich einem süffisant lächelnden Vernehmer gegenüber, der die Frage stellte: „Na, wo wollten Sie denn jetzt sein?" In den ersten zwei Wochen gab es nichts zu lesen. In der dritten Woche ein Jugendbuch von DDR-Autor Willi Bredel, das ca. 200 Seiten beinhaltete und für eine Woche kaum lesbaren Stoff lieferte. Einzige

---

[54] BStU, Archiv der Zentralstelle, MfS, ZAIG, 27128,BStU 0051. „Entwurf einer Dienstanweisung des Genossen Minister über den Vollzug der Untersuchungshaft und die Gewährleistung der Sicherheit in der Untersuchungshaftanstalten des MfS vom 3.7.1985."

Abwechslung neben den Mahlzeiten und die allmorgendliche Befragung nach „Wünschen und Beschwerden" war die Freistunde in einer der sog. „Tigerzellen". Jeglicher mögliche Kontakt war unterbunden, da die Nachbarzellen freigelassen wurden. Nach Abschluss der Vernehmungen, die sich über drei Monate hinzogen, davon 8 Wochen in Einzelhaft, konnte ich zum ersten Mal mit einem Anwalt sprechen. Eine ärztliche Untersuchung erfolgte erst Tage später." [55]*

Einzelhaft war ein probates und konstant angewendetes Werkzeug der Abteilung IX, um durch die psychische Ausnahmesituation des Inhaftierten das Ermittlungsergebnis im Sinne der Anklage zu beeinflussen.

Die Zusammenarbeit zwischen dem Medizinischen Dienst und Abteilung IX führte zu folgender Anweisung:

„[..ist] es erforderlich, die Verhafteten in der Untersuchungshaftanstalt unterzubringen, ohne dass er dem Arzt zur Aufnahmeuntersuchung vorgestellt worden ist (zum Beispiel aus Gründen der Erstvernehmung) [...], so ist er ausschließlich in Einzelunterbringung zu verwahren und verstärkt zu kontrollieren." [56]

Bei diesen Maßnahmen bezog man sich auf die vom Genfer Kongress verabschiedeten Standard-Minimalregeln für die Behandlung Gefangener, ohne dass die genaue Quelle angegeben wurde.

Das Ziel einer jeden Vernehmung war das Geständnis des Verhafteten. Aus dem bisher geschilderten Vorgang der Aufnahme in die Untersuchungshaftanstalt ließ sich gut nachvollziehen, dass es zunächst galt, den Verhafteten zu entpersonifizieren. Dies wurde schon durch den Zwang vom Tragen der Anstaltskleidung erreicht, obwohl dies bereits ein Verstoß der Untersuchungshaftordnung darstellte. Relativ leichtes Spiel hatten die Vernehmer bei Delikten, die in Gruppe begangen worden waren bzw. bei vorhandenen Mitwissern. Hier führte der Mechanismus des Gefangenendilemmas zwangsläufig zu Aussagen der Beschuldigten.[57] Aber auch bei Einzeltätern führte die radikale Änderung der persönlichen Situation in Einzelhaft zu dem paradoxen Verhalten, dass der Inhaftierte gesprächig wurde und die Vernehmung als willkommene Kommunikation empfand. Der Diplom-Psychologe Hans–Eberhard Zahn hatte als politischer Häftling eine 7-jährige Haftstrafe verbüßen müssen und nahm dies zum Anlass, die psychologischen Aspekte der Haftbedingungen und die Geständnisproduktion zu beschreiben. Allgemeinpsychologische Mechanismen waren demnach der Entzug sensorischer Reize (akustisch, optisch), kommunikativer Reize

---

[55] U.M.: persönliche Mitteilung, U-Haft 6/1973 Rostock,10.5.17.
[56] BStU, Archiv der Zentralstelle, MfS, Abt. XIV, Nr. 66, BStU 000027.
[57] Das Gefangenendilemma ist ein mathematisches Spiel aus der Spieltheorie. Es modelliert die Situation zweier Gefangener, die beschuldigt werden, gemeinsam ein Verbrechen begangen zu haben. Die beiden Gefangenen werden einzeln verhört und können nicht miteinander kommunizieren: in: https://de.wikipedia.org/wiki/Gefangenendilemma (27.5.17).

und sozialer Kontakte in Einzelhaft.[58] Dies wird in der älteren Literatur noch als „Haftpsychose" bezeichnet und ist als Diagnose in den Krankenbüchern des MfS zu finden. Nach neueren Untersuchungen ist eine Haftpsychose ein erlebnisreaktiver Persönlichkeitswandel durch den Freiheitsentzug und die damit erzwungene Änderung der bisherigen Lebensumstände mit der Folge von Depression und Psychose.[59] Durch psychische Traumen bedingte Störungen kommen sowohl nach langdauernden psychischen Belastungen (z.b. in Kriegsgefangenschaft, rechtsstaatswidriger Haft in der DDR) als auch nach relativ kurz dauernden Belastungen (z.b. bei Geiselnahme, Vergewaltigung) in Betracht, sofern die Belastungen ausgeprägt und mit dem Erleben von Angst und Ausgeliefertsein verbunden waren. Bei der Würdigung der Art und des Umfangs der Belastungen ist also nicht nur zu beachten, was der Betroffene erlebt hat, sondern auch wie sich die Belastungen bei ihm nach seiner individuellen Belastbarkeit und Kompensationsfähigkeit ausgewirkt haben.[60]

7.2. Arrest als extreme Form der Einzelhaft

Über die Häufigkeit der Verhängung einer Arreststrafe liegen keine validen Daten vor. Dennoch kann man an diesem Vorgang brennpunktartig den Charakter der medizinischen Versorgung darstellen. Ein wichtiger Aspekt betraf die ärztliche Feststellung der Arresttauglichkeit, die vor Antritt des Arrestes zu bestätigen war. Arrestunfähigkeit lag vor, wenn durch den Vollzug des Arrestes bereits bestehende Gesundheitsschäden verschlimmert werden konnten. Inhaftierte sollten mindestens alle 7 Tage ärztlich untersucht werden. Bei Anordnung eines strengen Arrestes verstießen die Bestimmungen eklatant gegen die Ernährungsregeln.

„Der strenge Arrest ist zusätzlich mit dem Entzug des Aufenthaltes im Freien und der normalen Verpflegung verbunden. Die Verpflegung für die Dauer des strengen Arrestes besteht aus Brot, Malzkaffee oder Tee und an jedem dritten Tag einer warmen Mahlzeit. [...] Während des Arrestes sind die Verhafteten unter ärztlicher Kontrolle zu halten. Die Durchführung des Arrestes ist bei Eintritt der Arrestunfähigkeit zu unterbrechen. Nach Ablauf von 30 Tagen, bei

---

[58] Zahn, Hans-Eberhard: Haftbedingungen und Geständnisproduktion in den Untersuchungshaftanstalten des MfS, in : Schriftenreihe des Berliner Landesbeauftragten für die Unterlagen des Staatssicherheitsdienstes der ehemaligen DDR, Band 5, Berlin, 1999, 19.

[59] https://www.google.de/url?sa=t&rct=j&q=&esrc=s&source=web&cd=1&ved=0ahUKEwi4n_L1ma7UAh XMa1AKHV21DFYQFggnMAA&url=http%3A%2F%2Fwww.spektrum.de%2Flexikon%2Fpsychologie% 2Fhaftpsychose%2F6217&usg=AFQjCNEiTxxyMJDEMay9mVUsqC8z-O8GnA&sig2=jNHFYHIpiAp5-000D2bW3Q(8.6.2017).

[60] Anhaltspunkte Nr.71 in : Anhaltspunkte und versorgungsmedizinische Grundsätze, http://www.anhaltspunkte.de/vmg/e/geschichte.htm (8.6.2017).

Jugendlichen von 15 Tagen, vom Zeitpunkt der Unterbrechung an gerechnet, darf der weitere Vollzug der Arreststrafe nicht mehr erfolgen." [61]

Die ärztliche Untersuchung eines Inhaftierten vor Ablauf von 7 Tagen während des Arrestes war eine Sollbestimmung und somit nicht verpflichtend. Die Dauer des Arrestes hing zwar vom verhängten Strafmaß, aber letztendlich von der Einschätzung der Arresttauglichkeit des untersuchenden Arztes, ab und konnte bis zu 14 Tagen ausgesprochen werden.[62] Da bereits nach wenigen Tagen bei knapper und einseitiger Ernährung Eiweißmangel eintrat, stellten sich Hungerödeme und Gewichtsverlust als somatisch sichtbare Faktoren ein. Ursache sind Störungen im Wasserhaushalt, da die Bindungskapazität von Wasser durch die normalerweise im Blut vorhandenen Eiweißbausteine nachlässt. Das an das Bluteiweiß gebundene Wasser kann nicht mehr zu den Nieren transportiert und somit nicht ausgeschwemmt werden. Es lagert sich im Zwischenzellgewebe ab. Klinisch sichtbar sind diese Vorgänge durch schwerkraftabhängiges Anschwellen der Beine (Ödeme). Mit einem leichten Fingerdruck bleiben Dellen zurück. Außer den physischen Veränderungen kommt es zu psychischen Veränderungen: Die Konzentrations- und Merkfähigkeit lassen nach, formale und geordnete Gedankengänge werden erschwert, die Willenskräfte schwinden allmählich. Selbst nach Beendigung des Arrestes hat der Inhaftierte noch unter den Folgen der Mangelernährung zu leiden. Die Ödeme klingen allmählich bei Eiweißzufuhr frühestens nach 4-8 Tagen ab. Die mentalen Fähigkeiten normalisieren sich nach ca. 14 Tagen. Dabei ist zu berücksichtigen, dass es keine gesonderte Ernährung nach einem Arrest gab. Der Inhaftierte erhielt wieder den normalen Tagessatz, sodass eine Erholung frühestens nach zwei Wochen zu erwarten war. Die Arrestzellen waren mit Hocker, Tisch, Liegepritsche, zwei Decken und den notwendigen sanitär-hygienischen Einrichtungen und Gegenständen ausgestattet.[63] Die sogenannte Freistunde hatte unter strenger Isolation zu erfolgen.

7.3. Suizid

Selbstmord war die häufigste Todesursache im Gefängnis. Im Zeitraum von 1978 bis 1982 erfolgten 149 Suizidversuche in den Untersuchungshaftanstalten des MfS. Die Mehrzahl dieser Versuche waren ernsthafte Tötungsabsichten. Ursachen und Anlässe wurden in der depressiv-psychischen Belastung, in der Angst vor der zu erwartenden Verurteilung und der sich daraus ergebenden familiären und gesellschaftlichen

---

[61] BStU, Archiv der Zentralstelle, MfS.
[62] BStU, Archiv der Zentralstelle, MfS BdL 1471,00008.
[63] Ebd.,00009.

Problemen gesehen.[64] Belastbare Zahlen über Selbstmorde in MfS-U-Haft gibt es nicht. Als bedingt verwertbare Anhaltspunkte seien die statistischen Gefängnis-Selbstmordzahlen in Deutschland von 2000 bis 2011 genannt: Die Rate betrug 105,8 pro 100.000 männliche Insassen und 54,7 pro 100.000 weibliche Insassen.[65] Der Abteilung XIV als aufsichtführendem Organ in der Untersuchungshaft war die Gefährdung der Insassen vor allem in der ersten Phase der Untersuchungshaft bekannt. In einer vertraulichen Verschlusssache (VVS) sprach man sich für folgendes Vorgehen aus:

> *„Entzug möglicher Suizidmittel, das Anlegen von Handfesseln oder der Fesselungsjacke, die Verwahrung mit anderen Verhafteten in Gemeinschaftsunterbringung oder verkürzte Kontrollen Gefährdeter als wirksame Mittel zur kurzfristige Verhinderung des Vorhabens"*

Andererseits war man sich der begrenzten Eignung dieser primitiven rechtswidrigen Maßnahmen bewusst. Als Lösung wurde vorgeschlagen, den Medizinischen Dienst zur Prävention mit heranzuziehen.

> *„[...] vorrangige Aufgabe des Untersuchungsorgans und des Medizinischen Dienstes [sei], Ursachen und Anlässe für suizidale Entschlussfassungen zu klären und auf den Verhafteten einzuwirken, den Entschluss zum Suizid endgültig und dauerhaft aufzugeben."*

Als suizidale Verdachtsfaktoren galten

> *„frühere Selbsttötungsdrohungen, Alkohol- und Drogenabhängigkeit, Verlust zwischenmenschlicher Beziehungen, schwere Schuld- und Versagensgefühle, ängstlich agitiertes Gepräge mit Selbstanklagen, Affekt- und Aggressionsstauungen sowie mögliche konkrete Vorbereitungshandlungen, zum Beispiel Zerreißen von Bettlaken oder Bettbezügen und anderes."[66]*

Lässt man die ersten beiden Faktoren außer Betracht, so waren es genau diese Bedingungen der regelhaft am Anfang von der Abteilung IX (Untersuchung) verhängten Einzelhaft, die eine Suizidgefährdung erst hervorrufen konnten, was im folgenden Bericht eines diensthabenden Wachmannes über einen Inhaftierten deutlich wurde. Er begann mit der Beschwerdeschilderung des Häftlings:

> *„Ich bin schon fünf Wochen mit dem anderen Häftling in einer Zelle. Das hat bestimmt was auf sich und ich will in eine andere Zelle." Er wurde noch mehrmals ermahnt, sein Bett wieder zu bauen und Ruhe zu geben. Um seinen Willen durchzusetzen machte er einen solchen Lärm in der Zelle, dass andere Gefangene aufmerksam wurden. Auf meine Anweisung wurde er in eine andere Zelle allein und ohne Matratze, nur mit einer Decke, verlegt. [Nach drei Tagen]*

---

[64] BStU, Archiv der Außenstelle Rostock, Abt. XIV, Nr. 67, BStU 000022.

[65] Opitz-Welke, Annette: Gefängnis-Selbstmorde in Deutschland von 2000-2011, in: Internationale Zeitschrift für Recht und Psychiatrie, Bd. 36, 386-389.

[66] BStU, Archiv der Außenstelle Rostock, Abt. XIV, Nr. 67, BStU 000024.

wurde er wieder in seine Zelle zurückverlegt. [Am nächsten Tag] zerbrach er morgens beim Rasieren ein Klinge in mehrere Teile. Bei der Kontrolle der Rasierapparate wurde festgestellt, dass ein Teil seiner Klingel fehlte. Er wurde daraufhin gründlich untersucht und in eine Einzelzelle verlegt. Bei der Untersuchung seiner Sachen, wurde in seiner Decke der Restteil der Rasierklinge gefunden." [67]

Ein weiteres Problem ergab sich für das Wachpersonal, diese psychischen Alterationen einzuordnen und Gefährdungen zu erkennen, da es dafür keine ausreichende Qualifikation besaß. Es gab die Dienstanweisung, zur Erkennung von Suizidabsichten in kurzen zeitlichen Abständen nachts über den Spion zu kontrollieren, ob die Inhaftierten mit dem Gesicht zur Tür schliefen und beide Hände über der Decke lagen. Das Zellenlicht wurde entweder nachts gar nicht ausgemacht oder musste immer wieder zur Beobachtung eingeschaltet werden. Damit kam es zu einer erheblichen Beeinträchtigung der Nachtruhe und des Tag-Nacht-Rhythmus.

Das dem Wachpersonal indoktrinierte Bild stellte die Gefangenen als Personen dar, bei denen

„[...] feindlich-negative Angriffe [und] demonstrativ-provokatorische Handlungen in Vorbereitung auf die gerichtliche Hauptverhandlung zu erwarten waren." [68]

Von 1964 bis 1978 sind 17 Suizidversuche aktenmäßig in der BV Rostock erfasst.[69] Keiner dieser Versuche führte zum Tod. Neben dem Versuch sich zu erhängen (4) war das Aufschneiden der Pulsadern die häufigste Methode. Inwieweit echte von demonstrativen Suiziden darunter waren, kann aus dem spärlichen Aktenmaterial nicht entnommen werden. Unabhängig davon beweisen diese Versuche die verzweifelte Situation der Inhaftierten, über deren Einzelschicksale leider keine weiteren Erkenntnisse vorlagen.

8. Die Personalstruktur des medizinischen Dienstes der MfS-Bezirksverwaltung (BV) Rostock

Der Medizinische Dienst der BV Rostock war eine von 31 Abteilungen/Kontrollgruppen. Die Grundstruktur einer Abteilung des Medizinischen Dienstes einer Bezirksverwaltung mittlerer Größe sollte 23 Planstellen betragen. Für den Bezirk Rostock waren 36 Planstellen vorgesehen, da zusätzliche Stellen in den Ferien- und Genesungsheimen des MfS zu besetzen waren. Darunter fielen auch Offiziere im besonderen Einsatz

---

[67] BStU, Archiv der Außenstelle Rostock, AU 1002/67, GA/Ast Band 4, BStU 000039.

[68] BStU, Archiv der Außenstelle Rostock, Abt. XIV.

[69] Selbstmordversuche in der U-Haft des MfS Rostock nach Krankenbüchern der Abt. XIV, Med. Dienst Nr 30 Bd. 1.

(OibE), Hauptamtliche Inoffizielle Mitarbeiter (HIM), Unteroffiziere auf Zeit (UaZ) und Zivilangestellte. Die 36 Planstellen waren in fünf Referate (Ambulanz, Stomatologie, Diagnostik/Therapie, Verwaltung und Außenstellen) eingeteilt. Die Personalschlüssel der jeweiligen Referate lagen zwischen 1:3 bis 1:5. So setzte sich beispielsweise 1986 das Referat Stomatologie aus dem Referatsleiter Zahnarzt (Major, Gehalt: 1100,- Mark), einem Zahnarzt (Major, 1100,- Mark), drei Stomatologieschwestern (Oberleutnant, 700,- Mark) und einem Zahntechnikermeister (Oberleutnant, 750,- Mark) zusammen. Sie waren allesamt hauptamtliche Mitarbeiter.[70] Die monatliche Vergütung lag etwas unter dem durchschnittlichen Bruttogehalt eines technischen Hoch- und Fachschulkaders in der DDR von ca. 1400,- Mark.[71] Allerdings konnten im Laufe des Jahres diverse Sonderzahlungen für besondere Leistungen und anlässlich von Jubiläen das Grundgehalt erheblich aufbessern. Auch bei den Abzügen hatten die MfS-Mitarbeiter deutliche finanzielle Vorteile gegenüber dem zivilen Sektor. So wurde die Lohnsteuer nur auf die Bezüge nach dem Dienstgrad berechnet, was zu einem wesentlich höheren Nettoeinkommen führte. Bei einer Sekretärin betrug deshalb das Nettoeinkommen 1300,- Mark, für einen operativen Mitarbeiter 2000,- Mark und für Leiter operativ-technischer Einheiten 2900,- Mark. Zuschläge erhielten Mitarbeiter im Medizinischen Dienst für besondere Gefährdungen in Höhe von 100,- Mark/Monat. Die Rundumversorgung erstreckte sich auch auf den Ersatz von Mehraufwendungen wie Dienstreisen, Versetzungen, Umzug, Fahrtkosten, Bekleidungskosten, Telefonkosten, Ausgabe von Urlaubsschecks und Zahlungen für Verbesserungsvorschläge. Es existierte eine breite Palette an Auszeichnungen und Prämien, die vom „Kampforden für das Volk und Vaterland" mit einer Zahlung von maximal 6000,- Mark und für die „kollektive Planerfüllung" bis zu 10,- Mark reichten. Nach dem Ausscheiden aus dem MFS-Dienst konnten Unteroffiziere bei 10-20 Dienstjahren mit einer Rente zwischen 3.000-5.000,- Mark rechnen. Für Offiziere mit 3-20 Dienstjahren betrug die Rente 500-5.500,- Mark, über 20 Dienstjahre bis 7.000,- Mark.[72] Das entsprach dem 10-fachen Gehalt eines Facharbeiters in der DDR.

[70] BStU, Archiv der Außenstelle Rostock, Abt. Medizinischer Dienst, Nr.1,BStU 000028ff.
[71] Stephan, Helga: Lohnstruktur und Lohndifferenzierung in der DDR, Ergebnisse der Lohndatenerfassung von 1988, in: Mitteilungen aus der Arbeitsmarkt- und Berufsforschung, Stuttgart,23.Jahrgang, 1990,552.
[72] Ammer, Thomas: Staatssicherheit in Rostock, Zielgruppen, Methoden, Auflösung, Köln, 1991,200.

9. Ärztliche Mitarbeit im MfS

Ärzte standen seit jeher unter der besonderen Beobachtung durch das MfS. Sie hatten aufgrund ihrer Tätigkeit tiefe Einblicke in die gesellschaftlichen Vorkommnisse und galten dem MfS als konservative Gruppierung, die in der Mehrzahl dem politischen System passiv und distanziert gegenüberstand. Mindestens seit Mitte der 1970er Jahre versuchte das MfS über inoffizielle Mitarbeiter aus der Ärzteschaft die geheimdienstliche Überwachung dieser Berufsgruppe zu intensivieren. Dabei sollten gleichgesinnte, negative Gruppierungen aufgespürt werden. Von großem Interesse waren Personen, die Kontakte in das westliche Ausland hatten. Dabei befürchtete man sowohl das Auskundschaften der DDR-Ärzte und den Abfluss von wissenschaftlichen Erkenntnissen der DDR-Forschung in den Westen, als auch das Verbleiben von Wissenschaftlern im Westen nach dortigem Besuch von Kongressen und wissenschaftlichen Veranstaltungen. Aber auch plötzlich einsetzende Reisetätigkeit innerhalb der DDR ohne plausible Erklärung ließ bereits das MfS stutzig werden und konnte zu Observierung führen.[73] Den Schlüssel zur Lösung dieser Aufgabe lieferten angeworbene Inoffizielle Mitarbeiter, die selbst im Gesundheitswesen tätig waren. So hieß es im Jahresarbeitsplan 1989 der Kreisdienststelle Greifswald:

IMS „Karl Heinz" berichtete in einem Tonbandprotokoll

„durch den Einsatz das vorhandene IM/GMS-Netzes im Bereich Medizin, einschließlich Sektion Stomatologie ist die umfassende operative Durchdringung mit dem Ziel der Beherrschung der Lage, der Herausarbeitung von Hinweisen auf Handlungen zum ungesetzlichen Verlassen der DDR und auf beabsichtigte Antragstellungen auf ständige Ausreise zu gewährleisten [...]"[74]

Um dieses Ziel zu erreichen, sollten drei Inoffizielle Mitarbeiter unter den Nachwuchsärzten in den Kliniken Orthopädie, Urologie und Stomatologie der Greifswalder Universität angeworben werden. Die Angeworbenen fungierten vorwiegend als Inoffizielle Mitarbeiter (IMS) und gesellschaftliche Mitarbeiter für Sicherheit (GMS). Vereinzelt waren sie als Inoffizielle Mitarbeiter der Abwehr mit Feindverbindung (IMB) und Inoffizielle Mitarbeiter für einen besonderen Einsatz (IME) tätig. Nach den Unterlagen der Abteilung XII der Bezirksverwaltung Rostock bestand für diese Mitarbeiterkategorien eine Verhältnis von 38:7:2:1.

---

[73] Ebda., 30.
[74] Ebda, 133.

Dabei waren alle Berufsgruppen des Gesundheitswesens vertreten: Ärzte, Krankenschwestern, Krankenpfleger, medizinisch-technische Assistenten, Sekretärinnen und Verwaltungsangestellte.[75]

Beispielhaft sei die Geheimdienstkarriere eines chirurgischen Chefarztes geschildert: Der Chefarzt der chirurgischen Abteilung eines Kreiskrankenhauses wurde als Mitglied der SED seit 12 Jahren nach mehreren politischen Überprüfungen zur Mitarbeit animiert:

> *„Es handele sich bei dem Genossen Dr. G. um einen bewussten Genossen, der stets parteilich, auch unter Zurückdrängung persönlicher Bedürfnisse, mit seiner ganzen Person für die Lösung der ihm durch die Partei übertragenen Aufgaben eintritt. Ihn charakterisieren ein klarer Klassenstandpunkt, eine gute marxistische Bildung, Opferbereitschaft und Beharrlichkeit in der politischen Arbeit. [...] Dr. G. wurde 1971 von der KD [Kreisdienststelle] Bad Doberan als GMS [Gesellschaftlicher Mitarbeiter für Sicherheit] verpflichtet. Er wurde zur Beschaffung von Informationen aus dem Bereich Gesundheitswesen eingesetzt. Darüberhinaus auf Grund seiner Befugnisse zur Lösung zum Teil komplizierter operativer Aufgaben genutzt. Alle erteilten Aufgaben und Aufträge realisierte er zuverlässig und umsichtig."* [76]

Eine weitere Einschätzung der Zusammenarbeit mit dem GMS [gesellschaftlichen Mitarbeiter für Sicherheit] Dr. G. belegte, dass es sich hier um besonders eklatante Verletzungen seiner ärztlichen Schweigepflicht und um Ausnutzung seiner beruflichen Position zum Denunzieren von Mitarbeitern handelte:

> *„Der GMS berichtete laufend über die Situation im Krankenhaus [K.] und unter den Ärzten des Medizinischen Zentrums [B.]. Außerdem beschaffte er Unterlagen aus dem Krankenhaus zur Einsichtnahme. Es handelt sich um Personen, die durch die Kreisdienststelle [B.] operativ bearbeitet werden. Desweiteren unterstützte er Maßnahmen zur Bearbeitung des [...] sowie dessen Ehefrau. [...] Durch den Leiter der Kreisdienststelle wurde zu dem GMS ein ständiger Kontakt unterhalten, da der GMS von leitender Funktion bekleidet und Vorsitzender des Beschwerdeausschusses des Kreistages ist."* [77]

Die Tätigkeit als langjähriger Informant des MfS führte zu einem Vertrag über die fachärztliche Betreuung auf dem Gebiet der Chirurgie der vom Medizinischen Dienst der Bezirksverwaltung Rostock überwiesenen Angehörigen des MfS. Für seine Dienste erhielt er einen monatlichen Pauschalbetrag von 400,- Mark.[78]

Neben den hauptamtlich angestellten Ärzten standen auch Ärzte des zivilen Sektors für die Betreuung der Untersuchungshäftlinge des MfS vertraglich zur Verfügung. Diese wurden zunächst konspirativ von inoffiziellen Mitarbeitern (IMS) zur Sicherung und

---

[75] Ebda, 134.
[76] BStU, Archiv der Außenstelle Rostock, Abt. KuSch Nr. 14, BStu 0029.
[77] Ebda.000038.
[78] Ebda.000039.

Durchdringung eines Verantwortungsbereiches überwacht und beurteilt bevor man sie zur Mitarbeit für die Häftlingsbetreuung heranzog. Im Falle der Frauenärztin Dr. K., die zur Mitarbeit angeworben werden sollte, verliefen die Verhandlungen mit der Kandidatin schleppend. Nach einem Ausspracheberichte mit der Abteilung Kader und Schulung wurde

> „[...] Dr. K. mitgeteilt, dass 1985 nicht mehr mit der Aufnahme einer vertragsärztlichen Tätigkeit gerechnet werden kann. Sie vertrat die Auffassung, dass über sie als Ehefrau eines Mitarbeiters [des MfS] doch umfangreiche Kenntnisse vorliegen müssten, so dass sie ihre Tätigkeit sofort beginnen könnte. Ihr wurde erklärt, dass an die Aufklärung eines Vertragsarztes die gleichen Anforderungen gestellt sind wie an jeden anderen Kader und die dazu notwendigen Arbeiten entsprechend eingeordnet werden müssen. Dr. K. akzeptierte dies." [79]

Schließlich wurden weitere geheimdienstliche Berichte über Dr. K. durch die IMS „Schneider" [80] und IMS „Karl Heinz" [81] eingeholt:

> „[...] dass ihre Arbeitsdisziplin als gut einzuschätzen [sei]. Problemen gegenüber ist sie aufgeschlossen, wobei bei wissenschaftlichen Problemen die Realisierung oft etwas schleppend vor sich ging."

Die vertragsärztliche Tätigkeit in der Untersuchungshaftanstalt nahm Frau Dr. K. nach mehrmonatigen verdeckten Observierungen und Berichten über ihre Person am 1.4.1986 auf und war für medizinische Versorgung der weiblichen Inhaftierten zuständig. [82]

10. Zusammenfassung

In der Untersuchungshaftanstalt Rostock, als eine von 17 Standorten der Abteilung IX des MfS, waren durchschnittlich von 1950 bis Oktober 1989 191 Häftlinge pro Jahr und insgesamt 7.752 Menschen inhaftiert. [83]

War die Organisation des Medizinischen Dienstes geeignet, die erforderlichen Maßnahmen zur Erhaltung der Gesundheit der Inhaftierten zu gewährleisten?

Der Dienst hatte eine Doppelfunktion: Die Betreuung der Inhaftierten und die exklusive ambulante und stationäre Behandlung des MfS-Personals. Die Existenz eines derartigen Dienstes war zur Aufrechterhaltung des Haftsystems erforderlich. Das Regelwerk hatte sich im Laufe der 40-jährigen Existenz des MfS immer mehr erweitert und beinhaltete allgemeingültige umfangreiche Anweisungen, deren Auslegung in den

---

[79] BStU, Archiv der Außenstelle Rostock, Abt. KuSch Nr. 10, BStu 0028.
[80] BStU, Archiv der Außenstelle Rostock, Abt. KuSch Nr. 10, BStu 0024.
[81] BStU, Archiv der Außenstelle Rostock, Abt. KuSch Nr. 10, BStu 0022.
[82] BStU, Archiv der Außenstelle Rostock, Abt. KuSch Nr. 10, BStu 0029.
[83] Der Bundesbeauftragte für die Unterlagen des Staatssicherheitsdienstes der ehemaligen DDR, Außenstelle Rostock, Infomaterial zur Ausstellung.

Hierarchieebenen des ZMD unterschiedlich war. Die unterste Versorgungsebene war das Wachpersonal, das nur rudimentäres medizinisches Wissen hatte. Je nach persönlicher Einschätzung behandelte es die Inhaftierten zunächst in eigener Verantwortung und machte oft erst bei mehrfach vorgebrachten Klagen Meldung an den zuständigen Arzt. Größere medizinische Problemfälle wie z.B. Schwangerschaften waren von Vollzugsabteilung XIV der politischen Untersuchungsabteilung IX sofort zu melden. Sie hatte als Sicherheitsabteilung die uneingeschränkte Befehlsgewalt.

Welche Qualifikation und Struktur hatte das medizinische Personal?

Der medizinische Dienst war hierarchisch aufgebaut. Wie im zivilen Gesundheitswesen gab es eine klare Gliederung in ärztliches Personal, mittleres medizinisches Personal und medizinische Pflegekräfte. Hatten die Ärzte einen Hochschulabschluss, so hatten die nachgeordneten Mitarbeiter in der Regel einen Fachschulabschluss. Sie waren allesamt hauptamtliche Mitarbeiter und besaßen Offiziersrang. Die tarifliche Entlohnung entsprach anderen Berufen mit Hoch- bzw. Fachschulabschluss. Das Prämiensystem, ein niedriger Lohnsteuertarif und vergünstigte Sozialleistungen stellten erhebliche finanzielle Anreize dar.

Gab es Widersprüche zwischen den schriftlichen Leitlinien und der tatsächlichen Ausführung?

Der erste Ansprechpartner bei gesundheitlichen Beschwerden war das Wachpersonal, das die meisten Bagatellfälle nach seinem medizinischen Sachverstand entschied, was gelegentlich zu fehlerhaften Behandlungen führte. Die Vorschriften der medizinischen Behandlung boten ausreichend Spielraum um erlaubte Grenzen zu überschreiten. Die medizinische Basisversorgung war gewährleistet. Hygiene und Zellenkomfort erfuhren im Laufe der Jahre Verbesserungen. Die strenge Abschirmung der Inhaftierten zur Außenwelt durch bauliche Isolierung der Zellen und der Freigangzellen wurde als repressive Kernmaßnahme bis zum Ende des MfS beibehalten. Behandlungsfehler waren auf der unteren Ebene nachweisbar, sei es durch verspätete Meldung oder durch Behandlung in Eigenregie. Nicht zu vermeiden waren trotz eines engmaschigen Zellenkontrollsystems Selbstmordversuche. Erfolgreiche Suizide ereigneten sich im untersuchten Zeitraum nicht. In den psychiatrischen Gutachten fanden sich aus medizinischer Sicht völlig unsachgemäße Beurteilungen. So schrieb der begutachtende Facharzt für Neurologie und Psychiatrie in seiner abschließenden Begutachtung über einen Inhaftierten:

„[...]dass der psychisch mangelhaft Integrierte bedingt durch seinen Entwicklungsweg und durch seine besondere Persönlichkeit sicher nicht über das staatspolitische Bewusstsein verfügt, die andere Personen, die über einen größeren Zeitraum die sozialistische Entwicklung der DDR erlebt und mitgestaltet haben." [84]

Welche Funktion hatte die Anordnung der Einzelhaft?

Hatten sich die disziplinarischen Untersuchungshaftmethoden gegenüber den 1950er und 1960 Jahren gewandelt, was direkte körperliche Übergriffe auf Häftlinge betraf, so war die Untersuchungshaft durch zahlreiche subtile psychologisch wirksame repressive Maßnahmen in den Folgejahren gekennzeichnet. Insbesondere die fast regelhaft angeordnete Einzelhaft am Anfang der Ermittlungsverfahren stellte eine erhebliche Alteration jedes Häftlings dar. Das völlige Fehlen sensorischer, intellektueller und kommunikativer Reize verstieß eindeutig gegen die eigene Haftgesetzgebung und galt andererseits als probates Mittel des MfS, den Häftling gesprächig zu machen. Als besonders krasse repressive Maßnahme war der Arrest zu bezeichnen. Den vorliegenden Akten waren keine Übergriffe des Personals zu entnehmen. Das bedeutet nicht, dass es sie nicht gegeben hat. Die Anwendung des Schlagstockes, der Fesselung, der Zwangsjacke und der Zwangsernährung waren nach Vorschrift auch bei kranken Häftlingen erlaubt.

Welche Funktion hatten externe Ärzte?

Zur fachärztlichen Versorgung wurden in der BV Rostock des MfS auch in staatlichen Kliniken fest angestellte Ärzte herangezogen. Sie wurden nach parteilich-ideologischen Gesichtsunkten ausgewählt und monatelang von Inoffiziellen Mitarbeitern auf Gesinnungstreue überprüft. Die Motivation zu diesen Diensten waren finanzielle Vorteile und Aufstieg in der Karriereleiter. Unter Missachtung der ärztlichen Schweigepflicht verpflichteten sie sich zur Preisgabe ihres Wissens über die Häftlinge an das Ermittlungsorgan. Der Medizinische Dienst besaß in der Hierarchie des MfS keine Autonomie. Als eine Abteilung Sicherheit in der Sicherheit hatte die Abteilung IX stets die letzte Kommandogewalt über den Medizinischen Dienst.

Damit pervertierte der Medizinische Dienst des MfS zum Erfüllungsgehilfen des Untersuchungsorgans und missachtete auf eklatante Weise minimale medizinethische Grundsätze zum Nachteil der Inhaftierten.

Neben ihrer ärztlichen Tätigkeit waren die externen Ärzte als Inoffizielle Mitarbeiter in die Ermittlungsarbeit des MfS gegenüber ihren Berufskollegen in den öffentlichen Krankenhäusern eingebunden.

---

[84] BStU, Archiv der Außenstelle Rostock, AU 1084/67, GA Band 2.86.

Die Dimension des Haftsystems in Zahlen

Die wohl wichtigste Stütze des repressiven DDR-Systems waren die von 1950 bis 1989 insgesamt 620.000 eingesetzten heimlichen Zuträger, Inoffizielle Mitarbeiter (IM) genannt, zu denen auch Ärzte gehörten, die nach der Wende ihren auskömmlichen Platz als Vertragsärzte in den Kassenärztlichen Vereinigungen und in den Krankenhäusern fanden.[85]

Das Bundesarchiv ist im Besitz der zentralen Haftkartei der DDR und verfügt über 700.000 Gefangenen-Karteien, die nach der Wende an die bundesdeutschen Behörden übergeben wurden. Es fehlen in dieser Kartei die Zahlen der Einrichtungen des MfS. Dabei wird von 25-33% politischen Gefangenen ausgegangen. Man erhält somit ohne die Lagerinsassen der ersten Nachkriegsjahre eine Anzahl von 175.000-231.000 Gefangenen in der Zeit von 1949 bis 1989. Sie wurden von 1950 bis 1989 von anfänglich 2.700 und zuletzt von den 91.015 hauptamtlichen MfS-Mitarbeitern überwacht.[86]

Vorschläge für weitere Forschungen

Nicht geklärt werden konnte im Rahmen dieser Untersuchung die Ursache für häufig angeordnete psychiatrische Gutachten Ende der 1960er und Anfang der 1970er Jahre. War dies nur der nunmehr größeren Kapazität des psychiatrischen Krankenhauses Waldheim zu schulden, das man belegen wollte, weil es nun einmal vorhanden war oder instrumentalisierte man die Psychiatrie zur Erzielung eines bestimmten Ermittlungsergebnisses? Hier müssten eine noch größere Zahl an Haftakten mit psychiatrischen Gutachten verglichen werden, was infolge der datenschutzrechtlichen Sperrfristen schwierig ist.

Von Interesse wäre die berufliche Weiterentwicklung der im Ministerium für Staatssicherheit dienstverpflichteten Ärzte. Wurden bei ihnen wegen ihrer fachlichen Qualifikationen und möglicherweise guten fachlichen Arbeit andere Überprüfungskriterien als in vergleichbaren Berufen (öffentlicher Dienst, Lehrer) angewandt oder hatten sie sich für ihre Tätigkeit rechtlich zu verantworten? Hier wäre vor allem die Frage zu klären, wie weit der Tabubruch der Geheimhaltung von medizinischen Daten überhaupt für diese Vertreter der Berufsgruppe relevant war. Es

---

[85] Das MfS-Lexikon, Begriffe, Personen und Strukturen der Staatssicherheit der DDR, Berlin, 2011,158.
[86] Gieseke, Jens: Die hauptamtlichen Mitarbeiter der Staatssicherheit, Personalstruktur und Lebenswelt, Berlin, 2000, 552-557.

wäre bei der schmalen Vergütung von 62.- MDN (1967) je Gutachten[87] zu klären, welche Rolle die Mitarbeit im MfS für die ärztliche Karriereleiter spielte.

Fazit

Grundsätzlich war die medizinische Versorgung der Inhaftierten administrativ und personell gesichert. Der Informationsfluss von den Beschwerden bis zur Behandlung durchlief mehrere Ebenen – vom Wachdienstmann, über dessen Schichtleiter zum diensthabenden Offizier und dann erst zum Arzt. An der Basis war medizinisch mit dem allernötigsten Wissen ausgerüstetes Wachpersonal tätig, dessen wichtigster Auftrag nicht unbedingt die optimale Versorgung, sondern der reibungslose Ablauf unter den Gesichtspunkten der Verwahrung und Sicherung der in ihrem Verständnis staatsfeindlichen Elemente war. Nur wenn sie die beim alltäglichen Rapport geäußerten Beschwerden weitergaben, drangen die Informationen bis zum zuständigen Arzt vor. An krank machenden Faktoren war die Art und Weise der Haft an sich zu nennen. Besonders die Umstände der Einzelhaft zeigten bei den Häftlingen Wirkung. Grobe Übergriffe konnte in dem vorliegenden Material nur in einem Fall nachgewiesen werden. Subtilere Verstöße wie den Zwang Anstaltskleidung zu tragen, die restriktiv angewandte Möglichkeit von Kontakten zu Angehörigen im Besuchs- und Schreibverkehr, die praktisch eine wochenlange Kontaktsperre bedeutete, das Vorenthalten von Büchern, insbesondere Fachbüchern und die kafkaesken Vertröstungen auf einen Anwaltstermin waren nur die Spitze des Eisbergs. Besonders brutal war die Wegnahme der Kleinkinder von ihren Müttern und die Phase der Ungewissheit über deren Verbleib. Schwangere Frauen blieben lange Zeit in Haft und mussten im Haftkrankenhaus entbinden. Die Tätigkeit der Ärzte mochte unter fachlich-technischen Gesichtspunkten nicht nachweisbar zu beanstanden sein, moralisch-ethisch verstießen sie auf jeden Fall gegen die Berufsregeln, denn sie waren zur Preisgabe ihres Patientenwissens an das MfS verpflichtet. Einen Ärzteprozess gab es in Rostock nicht. Einige sind heute noch in eigener Praxis tätig.

---

[87] BStU, Archiv der Außenstelle Rostock, MfS BV Rostock, GA/Ast Band 3, 000038.

Literaturverzeichnis

Literatur

Ammer, Thomas und Memmler, Hans-Joachim (Hg.): Staatssicherheit in Rostock: Zielgruppen, Methoden, Auflösung, Edition Deutschland Archiv, Köln, 1991.

Beleites, Johannes: Der Untersuchungshaftvollzug des Ministeriums für Staatssicherheit der DDR, in: Justiz im Dienste der Parteiherrschaft: Rechtspraxis und Staatssicherheit in der DDR, Hg: Engelmann, Roger, Berlin 1999.

Bundesministerium für gesamtdeutsche Fragen (Hg.): Unrecht als System, Dokumente über planmäßige Rechtsverletzungen im sowjetischen Besatzungsgebiet, Bonn 1952-1962, 4 Bde.

Gesetzbl. DDR Nr.15 v. 21.2.1950, 95.

Gesetzbl. DDR (Grenzgesetz) vom 25. März 1982.

Gieseke, Jens: Die hauptamtlichen Mitarbeiter der Staatssicherheit, Personalstruktur und Lebenswelt, Berlin, 2000.

Dienstanweisung 4/59 des Ministers für Staatssicherheit vom 15.7.1959; BStU, ZA, DSt 101012. zitiert nach Süß, Sonja: Politisch missbraucht? Psychiatrie und Staatssicherheit in der DDR, Analysen und Dokumente, Wissenschaftliche Reihe des Bundesbeauftragten für die Unterlagen des Staatssicherheitsdienstes der ehemaligen Deutschen Demokratischen Republik, Abteilung Bildung und Forschung (Hg.), Band 14, Berlin.

Eisenfeld, Bernd: Die Zentrale Koordinierungsgruppe. Bekämpfung von Flucht und Übersiedlung, Berlin.

Engelmann, Roger (Hg.): Das MfS-Lexikon. Begriffe, Personen und Strukturen der Staatssicherheit der DDR, Berlin, 2011.

Fricke, Karl-Wilhelm: SBZ-Archiv: Dokumente, Berichte, Kommentare zu gesamtdt. Fragen 10, 1959.

Fricke, Karl-Wilhelm: Bautzen II, Sonderhaftanstalt unter MfS –Kontrolle 1956-1989, Bericht und Dokumentation, Leipzig, 2002.

Fuchs, Jürgen: Gedächtnisprotokolle, Vernehmungsprotokolle November 1967 bis September 1977, Reinbek, 1990.

Gößling, Jörg: Zur Entität der sogenannten „Haftpsychose", FU Berlin, 2004, Diss.

Hinkeldey, Wolfgang: „Klärung eines Sachverhaltes", in : Thomas Auerbach/ Ders./Marian Kirstein u.a. (Hg.): DDR konkret. Geschichten und Berichte aus einem real existierenden Land, Berlin, 1984.

Hoffmann, Dirk, Schmidt, Karl-Heinz und Syba, Peter (Hg.): Die DDR vor dem Mauerbau. Dokumente zur Geschichte des anderen deutschen Staates 1949-1969, München und Zürich.

Infomaterial der ständigen Ausstellung der BStU Rostock.

Joestel, Frank (Hg.): Strafrechtliche Verfolgung politischer Gegner durch die Staatssicherheit im Jahre 1988, Der letzte Jahresbericht der MfS-Hauptabteilung Untersuchung, Berlin,2003.

Knabe, Hubertus: Politische Opposition in der DDR. Ursprünge, Programmatik.

Krankenbücher der Abt. XIV der BV Rostock , Med. Dienst Nr. 30, Bd. 1 von 1964-1974
Krankenbüchern der Abt. XIV, Med. Dienst Nr 30 Bd. 1. Selbstmordversuche in der U-Haft des MfS Rostock..

Krumm, Karl-Heinz: „Kampf gegen die eigene Unwissenheit", in: Frankfurter Rundschau vom 10. Mai 1990,6.
Perspektiven in: Aus Politik und Zeitgeschehen. Beilage zur Wochenzeitung Das Parlament,B1-2,1990.

Krypczyk, Kathrin , Ritscher , Bodo: Jede Krankheit konnte tödlich sein, Göttingen, 2005.

Lucht, Roland: Das Archiv der Stasi. Begriffe, Göttingen, 2015.

Ministerium der Justiz (Hg.), Strafgesetzbuch - StGB - sowie angrenzende Bestimmungen, Textausgabe, Berlin 1986.

Meyer, Juliane: Humanmedizin unter Verschluss, Berlin, 2013.

Opitz-Welke, Annette: Gefängnis-Selbstmorde in Deutschland von 2000-2011, in: Internationale Zeitschrift für Recht und Psychiatrie.

Passens, Kathrin: MfS-Untersuchungshaft, Funktionen und Entwicklung von 1971-1989, Lukas, 2012.

Schekahn, Jenny u. Wunschik, Tobias: Die Untersuchungshaftanstalt der Staatssicherheit in Rostock.

Schwießelmann, Christian und Schekahn, Jenny: Die Untersuchungshaftanstalt der Staatssicherheit Rostock, Berlin: Bundesbeauftragter für die Unterlagen des Staatssicherheitsdienstes der ehemaligen DDR, 2013.

Stephan, Helga: Lohnstruktur und Lohndifferenzierung in der DDR, Ergebnisse der Lohndatenerfassung von 1988, in: Mitteilungen aus der Arbeitsmarkt- und Berufsforschung, Stuttgart,23.Jahrgang, 1990.

Süß, Sonja: Politisch missbraucht?, Psychiatrie und Staatssicherheit in der DDR, Berlin,1998.

Wunschik, Thomas: Die Untersuchungshaftanstalt der Staatssicherheit in Rostock. Ermittlungsverfahren, Zelleninformatoren und Haftbedingungen in der Ära Honecker. Berlin 2012.

Zahn, Hans-Eberhard: Haftbedingungen und Geständnisproduktion in den Untersuchungs-Haftanstalten des MfS- Psychologische Aspekte und biographische Veranschaulichung, in: Landesbeauftragter für die Unterlagen des Staatssicherheitsdienstes der ehemaligen DDR, Schriftenreihe , Bd.5, Berlin, 1997.

Zahn, Hans-Eberhard: Haftbedingungen und Geständnisproduktion in den Untersuchungshaftanstalten des MfS, in : Schriftenreihe des Berliner Landesbeauftragten für die Unterlagen des Staatssicherheitsdienstes der ehemaligen DDR, Band 5, Berlin, 1999.

Quellen

BStU, Archiv der Zentralstelle, MfS, ZMD, Nr.2,BStU000041.

BStU, Archiv der Außenstelle Rostock, MfS BV Rostock, GA/Ast Band 3, 000038.8.

BStU Archiv der Zentralstelle, MfS SdM,1166, BStU 000161.

BStU, Archiv der Zentralstelle,MfS, ZAIG, 27128,BStU 0009.

BStU, Archiv der Zentralstelle, MfS, ZAIG, 27128,BStU 0051.

BStU, Archiv der Außenstelle Rostock, Abt. XIV, Nr. 67, BStU 000007.

BStU, Archiv Außenstelle Rostock, Abt. XIV, Nr.67,BStU0000013.

BStU, Archiv der Zentralstelle,MfS –ZMD 472, BStU 00006.

BStU, MfS, BdL-Dok. 1– MfS-DSt-Nr. 100001.

BStU, Archiv der Außenstelle Rostock, Abt. XIV, Nr. 67, BStU 000024.
BStU, Archiv der Außenstelle Rostock, AU 1002/67, GA/Ast Band 4, BStU 000039.

BStU, Archiv der Außenstelle Rostock, Abt. XIV.

BStU, Archiv der Zentralstelle, MfS, Abt. XIV, Nr. 66, BStU 000027.

BStU, Archiv der Außenstelle Rostock, Abt. KuSch Nr. 10, BStU 0022.

BStU, Archiv der Außenstelle Rostock, Abt. KuSch Nr. 10, BStU 0024.

BStU, Archiv der Außenstelle Rostock, Abt. KuSch Nr. 10, BStU 0028.

BStU, Archiv der Außenstelle Rostock, Abt. KuSch Nr. 10, BStU 0029.

BStU, Archiv der Außenstelle Rostock, Abt. KuSch Nr. 14, BStu 0029.

BStU, Archiv der Außenstelle Rostock, Abt. XIV, Nr. 67, BStU 000022.

BStU, Archiv der Außenstelle Rostock, Abt. Medizinischer Dienst, Nr.1, BStU 000028ff.

BStU, Archiv der Außenstelle Rostock, AU 1084/67, GA Band 2.86.

BStU, Archiv der Zentralstelle,MfS, BdL 1471,BStU 00008.

BStU, Archiv der Zentralstelle,MfS,-ZMD Nr.2, BStU 000296.

BStU, Archiv der Zentralstelle,MfS –ZMD 472, BStU 00004.

BStU, Archiv der Zentralstelle,MfS –ZMD 472, BStU 00005.

BStU, Archiv der Zentralstelle,MfS –ZMD 472, BStU 00006.

BStU, Archiv der Zentralstelle,MfS –ZMD 472, BStU 00009.

BStU, Archiv der Zentralstelle,MfS –ZMD 472, BStU 00010.

BStU, Archiv der Zentralstelle,MfS–ZMD 472, BStU 00019ff.

BStU, Archiv der Zentralstelle,MfS–ZMD 472, BStU 000042.

BStU, Archiv der Zentralstelle,MfS-ZMD 472, Berlin, 10.5.1977.

BStU: Informationsmaterial zur Ausstellung der Bundesbeauftragten für die Unterlagen des Staatssicherheitsdienstes der ehemaligen DDR, Außenstelle Rostock.

BStU Zentralarchiv, MfS JHS 20824, BStU 00009.

BStU Zentralarchiv, MfS JHS,20824: BStU000007: „Gemeinsame Anweisung des Generalstaatsanwaltes der DDR, des Ministers für Staatssicherheit und des Minister des Inneren und Chefs der Deutschen Volkspolizei über die Durchführung der Untersuchungshaft v. 22.5.1980".

U.M.: persönliche Mitteilung, U-Haft 6/1973 Rostock,10.5.17.

Internet

http://www.argus.bstu.bundesarchiv.de/Bestaendeuebersicht/index.htm?kid=29FDFC2
14108410886ACBB28A8E6901B,(13.5.17).

http://www.chronik-der-mauer.de/(9.5.17).

https://de.wikipedia.org/wiki/Gefangenendilemma (27.5.17).
http://www.diss.fu-
berlin.de/diss/servlets/MCRFileNodeServlet/FUDISS_derivate_000000001198/00_goe
s.pdf?hosts= (12.5.17).

https://www.google.de/url?sa=t&rct=j&q=&esrc=s&source=web&cd=1&ved=0ahUKEwi
4n_L1ma7UAhXMa1AKHV21DFYQFggnMAA&url=http%3A%2F%2Fwww.spektrum.d
e%2Flexikon%2Fpsychologie%2Fhaftpsychose%2F6217&usg=AFQjCNEiTxxyMJDE
May9mVUsqC8z-O8GnA&sig2=jNHFYHlpiAp5-000D2bW3Q(8.6.2017)

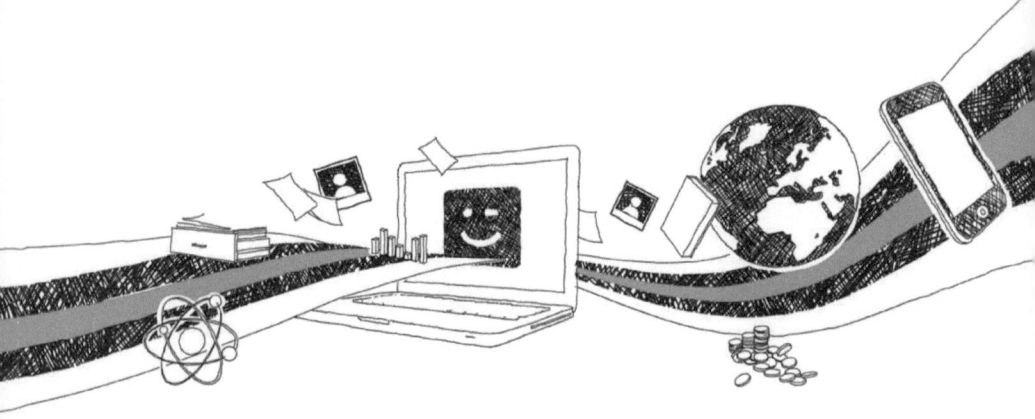
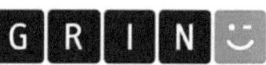